SUSANNE SEETHALER wuchs im oberbayerischen Tegernsee auf. Seit über 20 Jahren lebt und arbeitet sie nun als Autorin, Köchin und Buchhändlerin in München. Ihre Liebe zur Natur, alten Brauchtümern und dem Heilwissen vom Land kombiniert sie mit der Sehnsucht nach Ruhe und Kraft in der heutigen Schnelllebigkeit. Sie kocht regelmäßig im Münchener Gartensalon, gibt landesweit Workshops zum Thema »Glück und Achtsamkeit in der Küche« und schwört auf altes Heilwissen und traditionelle Rezepte. Mehr Infos unter www.susanneseethaler.de

Susanne Seethaler

Das Heilwissen der Frauen vom Land

WILHELM HEYNE VERLAG
MÜNCHEN

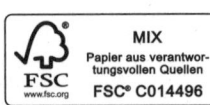

Verlagsgruppe Random House FSC-DEU-0100
Das für dieses Buch verwendete FSC®-zertifizierte Papier
Holmen Book Cream liefert Holmen Paper, Hallstavik, Schweden.
Taschenbucherstausgabe 04/2011

© 2009 by nymphenburger in der
F. A. Herbig Verlagsbuchhandlung GmbH, München
Umschlaggestaltung: Nele Schütz Design, München
Umschlagfoto: © plainpicture/Cultura
Satz: Buch-Werkstatt GmbH, Bad Aibling
Druck und Bindung: GGP Media GmbH, Pößneck
Printed in Germany 2011
ISBN: 978-3-453-60160-4

www.heyne.de

Inhalt

Vorwort

Vom Tal steigt herbstlicher Frühnebel auf und lässt das schneebezuckerte Bergpanorama vor meiner Hütte hinter zarten Schleiern verschwinden. Vom Osten her lugen vorsichtig erste Sonnenstrahlen über einen Bergkamm und versprechen einen klaren, lichtdurchfluteten Tag. Millionen von Tautropfen glitzern im Gras und in den Bäumen, Altweiberfäden hängen wie zufällig in der Luft und von weiter Ferne ist der tiefe, sehnsuchtsvolle Ruf eines Hirschens zu hören.

Hinter mir liegt ein erlebnisreiches Jahr, das sich hauptsächlich in den Bergen meiner Heimat abgespielt hat. Ich war unterwegs, um bei Frauen vom Land nach überliefertem Heilwissen zu forschen. Aus all den Recherchen ist vorliegendes Werk entstanden. Befragte ich im ersten Buch »Das Heilwissen der Bauern« noch viele Bäuerinnen und Bauern zu ebener Erde, so wurde ich nun des Öfteren in luftige Höhen verwiesen, zu Sennerinnen und Almerinnen, die die Sommermonate mit ihren Tieren auf den Almböden in den Bergen verbringen. Viele dieser Frauen beschäftigen sich, neben ihrer täglichen harten Arbeit, mit Heilkräutern, mit Ritualen und altem Heilwissen. Sie verbringen ihre stillen Feierabende – nicht selten bei Kerzenlicht – über Bestimmungsbüchern und Heilrezepten. Bei so mancher von ihnen durfte ich im vergangenen Sommer zu Gast sein, durfte sie mit Fragen löchern und lauschte ihren Geschichten über das Leben in der Natur, über das liebe Vieh und über Gott und die Welt.

Ich war voll Begeisterung unterwegs, wollte wissen, wie die Frauen auf dem Land wirklich leben und welchen Bezug sie zum eigenen Körper haben. Ich wollte mich auf die Suche machen nach alten Ritualen rund um Menstruation, Schwangerschaft und Geburt, die vielleicht bis in unsere sogenannte moderne Zeit hinein überdauert hatten. Leben die Frauen auf ihren Höfen und droben auf den Almen überhaupt noch im Gleichklang mit der Natur? Welche Rolle spielt der Glaube – und welche der Aberglaube? Können stressgeplagte Städterinnen, die tagtäglich versuchen, Kind, Mann und Karriere unter einen Hut zu bringen, noch etwas lernen von so einer alten Sennerin, die mit zittriger Hand ein stockfleckiges Heft aus dem Kasten kramt, in dem die Hausmittel und Gebete ihrer Mutter – und Großmutter! – fein säuberlich in Sonntagsschrift niedergeschrieben sind? Lassen wir uns noch verzaubern von den mystischen Bedeutungen der Pflanzen in unserer unmittelbaren Umgebung? Von der Königskerze, dem Zepter Mariens, der Himmelskönigin, wie das imposante Gewächs mancherorts genannt wird, um das bei Vollmondnächten kleine zierliche Elfen ihre Reigen tanzen? Vom Rosmarin, der es vermag, wenn man seine getrockneten Blätter verräuchert, die Herzen von Verliebten füreinander zu öffnen? Oder vom Rauch getrockneter Holunderblüten, der gebärenden Frauen in ihrer schweren Stunde Kraft und Schutz spendet? Was können wir von unseren ländlichen Ahninnen in Bezug auf die großen zyklischen Frauenthemen Menstruation, Mutterschaft, Wechsel und Alter lernen, um es vielleicht in unseren Alltag, der oft so fern eines natürlichen und ursprünglichen Lebens ist, zu integrieren? So viele Fragen, auf die ich mehr und mehr Antworten erhielt.

Und so konnte man mich im vergangenen Jahr auf der einen oder anderen Marienwallfahrt und auf frühmorgendlichen Bittgängen zu hoch verehrten Gnadenbildern antreffen. Ich stieg auf abgelegene Almen und besuchte Bäuerinnen auf stattlichen Höfen, sammelte Heilkräuter, kochte mit einer alten Sennerin eine Milchsuppe, die Frühgeburten verhindert, und entdeckte beim Schwammerlsuchen eine Luftwurzel, unter der früher Neugeborene hindurchgeschoben wurden, um sie vor Behinderungen zu schützen. Ich wurde regelrecht weitergereicht von einer Heilkundlerin zur nächsten. Und ich sichtete alte Bücher, handgeschriebene Notizen und so manch haarsträubende Zettelwirtschaft aus diversen Familienschätzen.

Neben einem großen ländlichen Erfahrungsschatz an Wissen und Weisheit rund um den Körper der Frau drückt dieses Buch auch meine ganze Liebe und Wertschätzung aus für die Frauen, mit denen ich sprechen und zusammenarbeiten durfte, aber auch für meine wunderschöne Heimat.

Ich wünsche Ihnen viel Freude beim Lesen und Spaß und Neugierde beim Ausprobieren der Rezepte und Tipps.

Heilkundliches

Mit zwei Freundinnen habe ich mich heute aufgemacht, um eine Sennerin unterhalb des imposanten Wendelsteins zu besuchen. Sie heißt Rita und ist nicht nur Almerin mit Leib und Seele, die bereits ihren siebten Almsommer in luftigen Höhen verbringt, ihre Passion sind auch wild wachsende Heilkräuter. Goldenes Sonnenlicht flirrt durch ein dichtes, grünes Blätterdach, das unseren Weg angenehm beschirmt. Schon am frühen Morgen ist es so heiß, dass bei der geringsten Steigung der Schweiß in Strömen fließt. Auf steinigem und steilem Weg geht es bergaufwärts zu Ritas Almboden. Als wir die Baumgrenze erreicht haben und saftig grüne Kuhweiden betreten, die sich sanft weiter bergan schwingen, ist von oben schon leises Glockengeläut zu hören – die ersten neugierigen Kuhgesichter recken sich über eine Hangkante. Arco, unser Hund, ist ganz außer sich und schießt wie ein schwarzer Kugelblitz hinüber zu den Rindviechern. Die wackeln lediglich arrogant mit ihren Hinterteilen und wenden ihre Köpfe dann hochnäsig von uns und dem aufgeregten Arco ab.

Ritas kleine steinerne Hütte liegt etwas abseits vom Weg an einem leichten Abhang, mit Blick auf den Wendelstein, dessen Seilbahn träge schaukelnde Gondeln durch die blaue Sommerluft schickt. Lächelnd und in die gleißende Sonne blinzelnd steht die Sennerin im Türrahmen, um uns zu begrüßen. Drinnen in der alten Kuchl, mit dem grünen, eisernen Einschürofen und einer steilen, hölzernen Treppe, die nach oben in die Schlafkammer führt, herrscht angenehme Kühle. An der Wand neben der Tür zur Stube hängt an einem Küchenbord in Büscheln getrockneter Dost, wie der Wilde Majoran hier genannt wird, und auf einem Tablett auf der Ofenbank trocknen weitere Heilkräuter vor sich hin. Stolz deutet Rita auf Wilden Thymian, auch unter dem Namen Quendel bekannt, mit seinen tiefvioletten Blüten, dann auf die feinen, haarigen Blättchen des Silbermantels, eines Verwandten des Frauenmantels, die im Licht, das von draußen durch das kleine Fenster fällt, tatsächlich silbrig leuchten. Dem Silbermantel wird nachgesagt, dass er dieselben Heilkräfte des Frauenmantels in viel höherer Konzentration in sich trage. Er steht schon seit Jahren unter Naturschutz, und deshalb pflückt Rita ihn immer nur in ganz kleinen Mengen für den Eigenbedarf.

Später sitzen wir dann alle draußen beim Kaffee auf der Veranda und Arco hechelt friedlich zu unseren Füßen. Feingliedriges Zittergras nickt, mit bunten Bergblumen in einem Krug arrangiert, vor uns auf dem Tisch im sanften Sommerwind.

Der Tag ist so klar, dass wir in der Ferne noch die schneebedeckten Berge Österreichs erkennen können. Die Frauen unterhalten sich über die Almzeit, das Wetter und das liebe Vieh. Dazwischen werfe ich immer wieder meine Fragen in Sachen Kräuter und Pflanzen ein und schreibe emsig mit. Hin und wieder zeigt uns Rita ein Blümchen, das direkt neben ihrer Alm wächst und das ich niemals mit einer Heilpflanze in Verbindung gebracht hätte. Viel zu schnell ist es dann auch schon wieder Zeit, ins Tal hinunterzusteigen. Wir verabschieden uns herzlich und mit dem Versprechen, wiederzukommen.

Auf dem Nachhauseweg ist dank Rita unser Blick geschärft für alles, was da am Wegesrand wächst. So quellen unsere Taschen bald über vor würzigem Quendel und aromatischem Dost, die hier auf Schritt und Tritt unseren Weg nach unten begleiten. Ein paar Tage später genieße ich das erste Tomatensugo meines Lebens mit selbst gepflücktem Bergthymian – einfach himmlisch!

Im Folgenden beschreibe ich nun die Heilrezepte und Hausmittel, die mir die Frauen vom Land für bestimmte Beschwerden mitgeteilt haben. Da die Bereiche Sexualität, Schwangerschaft und Geburt für uns Frauen so besonders wichtig sind, habe ich diesen ein extra Kapitel gewidmet.

Blase

Blasenentzündung

In der überlieferten Hausapotheke ist die Bärentraube ein echter Klassiker, denn ihre Blätter wirken antibakteriell. Wer an Blasenentzündung leidet, ohne nennenswerte Linderung zu finden, wird sicher mit folgendem Rezept Erfolg haben:

Tee aus Bärentraubenblättern
350 ml Wasser zum Kochen bringen und 15 bis 30 g getrocknete Bärentraubenblätter einstreuen. Die Hitze reduzieren und das Ganze ohne Deckel so lange vor sich hinköcheln lassen, bis das Wasser zur Hälfte reduziert ist.

Von diesem Gebräu sollten Sie morgens auf nüchternen Magen eine Tasse und eine weitere Tasse davon über den ganzen Tag verteilt in kleinen Schlucken trinken. Vermischt man den Bärentraubenblättertee zusätzlich mit einer halben Tasse Hagebuttentee, erhöhen sich angeblich sogar die Heilungschancen.

Die Bärentraube ist übrigens ein Heidegewächs, das in höheren Lagen vorkommt. Mit seinen roten und weißen Blüten im Frühsommer und den später knallroten Beeren ist es sehr hübsch anzusehen. Mittlerweile ist die Bärentraube unter Naturschutz gestellt und sollte nicht mehr in freier Natur gesammelt werden. Greifen Sie also, wenn möglich, auf den Fachhandel zurück. In früheren Zeiten wurden der Bärentraube auch magische Kräfte zugesprochen. So galten Plätze, an denen dieser immergrüne Strauch wuchs, als Kraftorte, und so manch alte Bäuerin erinnerte sich noch an den Brauch, Zweige von der Bärentraube zum Schutz gegen böse Geister am Körper zu tragen.

Sehr bewährt hat sich bei Blasenentzündung auch ein Teegemisch – zu gleichen Teilen – aus Zinnkraut, Bärentraube, Eichenblättern und Holunder. Auch der Beifuß, eine hoch geschätzte Frauenpflanze des Mittelalters, tut gut bei Infektionen im Becken- und Blasenbereich. Zusätzlich hilft Wärme von außen, beispielsweise in Form eines lauwarmen Hafersäckchens.

Viele Bäuerinnen, mit denen ich gesprochen habe, schwören bei Blasenleiden aller Art auf das gute alte Heublumendampfbad, das in diesem Fall in einem Zuber oder einem Eimer angerichtet wird, über den man sich dann mit entblößtem Po setzt und sich anschließend warm einpackt. Sie brauchen dafür eine Handvoll guter Heublumenmischung, die Sie auf dem Land natürlich bei vielen Bauern bekommen – auf ökologischen Anbau sollten Sie dabei selbstverständlich achten. In der Stadt finden Sie Heublumen abgepackt im Reformhaus.

Damit es aber gleich gar nicht so weit kommt, dass Sie sich bei jedem Gang zur Toilette vor Schmerzen krümmen müssen, hilft es, vorbeugend immer wieder mal zu Kürbis-

Hafersäckchen

Geben Sie etwas Hafer in ein sauberes Küchentuch oder in ein Taschentuch aus Stoff, das Sie zubinden und in einen Topf hängen – am besten an den Henkeln befestigen –, auf dessen Boden Wasser kocht. So wird das Säckchen quasi sachte über Dampf gegart. In manchen Haushalten finden sich auch sogenannte »Kartoffeldämpfer«, also zweistöckige Töpfe mit Dampfgareinlage, die sich besonders gut zum Erwärmen solcher Hafersäckchen eignen. Dieses Hafersäckchen legen Sie sich auf den Unterleib, dort wo sich die Blase befindet.

Ein warmer Wollschal, um die Leibesmitte geschlungen, kann nachts zusätzlich etwas Linderung schaffen.

kernen zu greifen und überhaupt diese geschmackvollen Samen zum Beispiel in Form von Kürbiskernbrot in den Speiseplan aufzunehmen. Allgemein stärkend für die Blase wirken Taubnessel, Brennnessel und Johanniskraut.

Brust

Brustverhärtung

Ein bekanntes und ebenso bewährtes Volksmittel ist das Auflegen von rohem Sauerkraut auf die verhärtete Brust.

Verhärtete Brüste wurden in vergangenen Zeiten auch mit einem Wickel aus zerquetschten Petersilienblättern behandelt.

Es versteht sich von selbst, dass ein Arzt zurate gezogen

Petersilienwickel

Die Petersilienblätter werden samt Stängel grob gehackt und anschließend leicht geklopft, damit der Saft austreten kann. Geben Sie das Ganze auf ein sauberes Leinentuch – ein Küchentuch tut es auch – und legen Sie es mit der Kräuterseite nach unten auf die schmerzende Brust. Damit das Ganze gut sitzt und nicht verrutscht, können Sie ein Handtuch um Ihren Oberkörper wickeln. So können die Heilkräfte der Pflanze längere Zeit einwirken.

werden sollte, falls sich die Schwellung nicht zurückbildet. Die Brust verhärtet sich übrigens oft im Rahmen eines Milchstaus während des Stillens, es kann zu schmerzhaften Brustentzündungen kommen. Im Kapitel Stillen und Abstillen finden Sie noch weitere Tipps zu diesem Thema.

Wunde und rissige Brustwarzen

Bei wunden Brustwarzen rieten heilpflanzenkundige Frauen früher ihren »Patientinnen«, die Blütenblätter der weißen Lilie 1 bis 2 Tage lang in »gutem« Öl einzulegen, um

Kräuterbreiauflage
Die Blätter des Breitwegerichs werden in einem Mörser zerstampft. Der dabei entstehende Kräuterbrei wird auf die Brustwarze gelegt und mit einem sauberen Tuch abgedeckt. Damit das Ganze gut sitzt und Ihnen nicht kalt wird, können Sie ein Handtuch um Ihren Oberkörper wickeln. So können die Heilkräfte der Pflanze längere Zeit einwirken.

sie anschließend auf die wunden Stellen zu legen. Unter »gutem« Öl verstand man damals wohl Öl ohne Rückstände oder Zugabe von minderwertigem Öl und auch heutzutage sollte frau stets auf Öl aus ökologischem Anbau achten.

Auch der eher unscheinbare Breitwegerich mit seinen breiten, widerstandsfähigen Blättern hilft bei rissigen Brustwarzen. Er fördert die Wundheilung und wirkt entzündungshemmend. Der Breitwegerich fällt übrigens unter die Kategorie der sogenannten Trittpflanzen, das heißt, dass er immer dort vorkommt, wo Menschen oder Tiere oft entlanglaufen, also auf Wegen oder nahe an Haus oder Stall.

Busen allgemein

Nicht nur in diesen sogenannten modernen Zeiten, wo uns von jeder zweiten Plakatwand eine gut gebaute Frau zublinzelt – mal ehrlich, meist ist es ein blutjunges Ding, das vermutlich gerade der Pubertät entwachsen ist –, um uns zum Kauf irgendwelcher Waren, die wir nicht brauchen, zu animieren, legen Frauen Wert auf ihr Aussehen. Seit Menschengedenken gibt es in allen Kulturen dieses Erdballs Schönheitsideale in Bezug auf den weiblichen Körper. Um die Taille herum sind wir je nach Epoche mal moppeliger, mal dünner. Das Ideal von einem schönen Busen hat sich durch die Jahrhunderte allerdings kaum verändert, sieht man mal von einigen Modeerscheinungen ab. So galt in den Zwanzigerjahren des vorherigen Jahrhunderts zum Beispiel ein knabenhafter Körper mit kaum Oberweite als chic.

Im Großen und Ganzen ist eine ideale Brust allerdings voll und wohlgeformt, also nicht zu groß und nicht zu klein. Um diesen »Idealzustand«, beispielsweise nach einer Geburt und der darauffolgenden Stillzeit, wieder zu erreichen, hielt man sich in vergangenen Tagen an einen recht aufwendigen Tee aus Geißraute und Kreuzblume. Die Geißraute besitzt neben ihrer schweißtreibenden und blutzuckersenkenden Wirkung einen starken Einfluss auf den Brustaufbau und festigt zudem das Brustgewebe; allerdings sollten Sie auf die Dosierung achten, denn in zu großen Mengen ist die Geißraute giftig.

Brusttee

Nehmen Sie zu 3 Teilen Geißraute und getrocknete Kreuzblume, umgangssprachlich auch Milchkraut genannt, und zu 2 Teilen gemahlene Fenchel- und Kümmelsamen. Lassen Sie alles zusammen in 1 l Wasser aufkochen und anschließend 10 bis 15 Minuten zugedeckt ziehen. Danach abseihen und eine Tasse täglich in kleinen Schlucken trinken.

Eine zarte Massage der Brüste während dieser Teekur, die drei Wochen nicht überschreiten sollte, kräftigt zusätzlich die Muskulatur. Die Teemischung kann auch bedenkenlos als Stilltee eingesetzt werden, dabei darf jedoch die Dosierung von einer Tasse pro Tag keinesfalls überschritten werden.

Bei zu großen Brüsten empfiehlt sich eine Auflage von leicht zerstoßenen Melisseblättern. Am besten wirken diese Umschläge allerdings, wenn man schon als Mädchen in der Pubertät damit beginnt – also dann, wenn sich ein großer Busen erstmals abzuzeichnen beginnt.

Darm

Verstopfung

Verstopfung ist natürlich nicht nur ein Übel, das uns Frauen befällt. Doch es ist schon auffällig, dass bei Weitem mehr Frauen als Männer davon heimgesucht werden – warum auch immer! Ein altbekanntes Abführmittel ist Rizinusöl; 2 EL davon am Tag zu sich genommen, und der träge Darm kommt wieder in Gang.

Sehr viel wohlschmeckender als das streng schmeckende Rizinusöl sind Buttermilch und Sauerkraut, zwei traditionelle Hausmittel.

Darmbeschleuniger
Wenn Sie täglich 3 Gläser Sauerkrautsaft oder Buttermilch trinken – je nach Gusto –, kommt Ihr Stoffwechsel mit Sicherheit in Schwung. Ein bisschen Geduld müssen Sie allerdings schon mitbringen, denn am besten wirkt eine Kur von 1 bis 2 Wochen.

Der gerade auf dem Land noch heute sehr beliebte Pfarrer Kneipp hat zum Thema Verstopfung übrigens auch noch einen denkbar simplen und kostengünstigen Tipp auf Lager: Täglich 1 EL lauwarmes Leitungswasser pro Stunde einnehmen – das ist doch einen Versuch wert, oder?

Ebenso wie das tägliche Trinken einer Tasse frisch aufgebrühten Brennnesseltees. Lassen Sie den Tee zugedeckt 10 Minuten ziehen und trinken Sie ihn in kleinen Schlucken über den Tag verteilt. Seine Wirkung entfaltet auch der Brennnesseltee am besten im Rahmen einer maximal 3-wöchigen Kur.

Die Brennnessel ist übrigens beliebte bäuerliche »Stoffwechselpflanze«, die oft im Rahmen von Frühjahrskuren, z. B. in Form von Tee, als gekochtes Gemüse oder frisch im Salat eingesetzt wird, um den Körper nach den langen Wintermonaten zu entschlacken. Zudem hilft die Brennnessel explizit uns Frauen bei Wechselbeschwerden und im Kampf gegen PMS (Prämenstruelles Syndrom).

Wirksame Früchte und Kräuter gegen Verstopfung sind auch Äpfel, Hagebutte, Ringelblume, Muskatellersalbei und getrocknete Pflaumen.

Haare

Um schönes, seidiges Haar sein Eigen nennen zu können, empfiehlt sich folgende Haarkur, die ich in einem alten, stockfleckigen Heft aus dem Nachlass einer Sennerin namens Therese gefunden habe. In schön geschwungenen Bleistiftbuchstaben steht dort das Folgende geschrieben:

Haarkur
Wer Wert auf gepflegte Kopfhaare legt, reibe alle 3 bis 4 Wochen die Kopfhaut mit dem Gelben von einem frischen Ei ein und wasche dann die Haare gründlich mit abgestandenem (!) Wasser sauber. Der Erfolg ist ausgezeichnet.

Ein »ausgezeichnetes Haarwasser« empfiehlt auch Pfarrer Kneipp, dessen Anwendungen auf dem Land, wie wir bereits gesehen haben, noch allgegenwärtig sind.

Brennnesselhaarwasser

Um das Haar so richtig dick sprießen zu lassen, pflücken Sie im Frühjahr einige Handvoll junger, zarter Brennnesseltriebe, die Sie fein schneiden und in eine gut zu verschließende Flasche geben. Anschließend füllen Sie eben diese Flasche mit 1 l sauberem Regenwasser – das könnte heutzutage schwierig werden – und stellen dann die verschlossene Flasche 14 Tage lang in die Sonne. Danach seihen Sie das Brennnesselwasser, das zugegebenermaßen nicht gerade wohlriechend ist, nur noch ab und voilà, fertig ist ein exzellentes Haarwasser, das alle paar Wochen nach einer Haarwäsche zum Einsatz kommen sollte.

Den gleichen Effekt wie dieses Haarwässerchen hat übrigens auch ein Sud aus gekochtem Essig und Brennnesseln. Dazu benötigt man Brennnesseln – hier müssen es aber nicht die jungen Frühlingstriebe sein –, die man 5 Minuten lang in ganz gemeinem Haushaltsessig aufkochen lässt. Manche Frauen, die ich dazu befragt habe, schwören bei diesem Rezept allerdings auf hochwertigen Weinessig.

Von der Dosierung her können es gut 4 Handvoll Brennnesseln auf 1 l Essig sein. Das Ganze nach dem Kochen dann nur noch abkühlen lassen, abseihen, abfüllen und wie oben beschrieben verwenden.

Für die ganz Unerschrockenen unter Ihnen habe ich folgendes Rezept bei Albertus Magnus in seinem »Buch der Geheimnisse« aus dem Jahre 1852 ausgegraben. Es behandelt Haarausfall, ein Problem, das zwar häufiger das männliche Geschlecht plagt, aber auch schon die eine oder ande-

Mittel gegen Haarausfall – für Unerschrockene
Sie besorgen sich also ein paar lebende Blutegel – in gut
sortierten Apotheken zu bestellen oder manchmal in den
Bergen in Pfützen am Wegesrand zu finden – und rösten
diese trocken in der Pfanne, bis sie sich in feines Pulver
verwandelt haben. Dann geben Sie ca. ½ l Wasser dazu
und lassen das Ganze auf ein Drittel einkochen. Mit diesem Gebräu reiben Sie sich nun, nachdem es abgekühlt
ist, die kahlen Stellen ein. Es soll wahre Wunder wirken.

re Frau zur Verzweiflung treibt. Nun, wie gesagt, zimperlich
dürfen Sie allerdings nicht sein, denn je nach Größe der
kahlen Stellen benötigen Sie ein paar lebende Blutegel. Da
ich es leider nicht über mich brachte, das Rezept auszupro-
bieren, auch in Ermangelung an kahlen Stellen auf meinem
Kopf, und sich der Autor bei der Mengenangabe in Schweigen hüllt, überlasse ich Ihnen die Dosierung. Mein Tipp:
Versuchen Sie, die Anzahl der Toten so klein wie möglich
zu halten!

Ich kann Ihnen versichern, dass diese Methode noch die
harmlosere Variante ist. Ein weiteres Rezept handelt von
einem lebendigen Maulwurf und dessen grausamem Tod
über dem offenen Feuer. Doch ich erspare Ihnen weitere
Details und rate Ihnen stattdessen, Ihre kahlen Stellen mit
Würde zu tragen.

Auch Kamillenblüten, Buchsbaumblätter und Birkensaft
stärken die Gesundheit und Schönheit unserer Haare.

Hämorrhoiden

Viele schwangere Frauen leiden unter Hämorrhoiden. Doch auch sonst dürfen sie in einem Buch über Frauenheilkunde auf keinen Fall fehlen. Die Mittel der befragten Landfrauen zu dem unangenehmen Übel sind denkbar einfach, aber hochwirksam, wie mir einhellig beschieden worden ist. Nichtsdestotrotz spricht man nicht gerne über ein solch intimes Thema.

Ein bisschen geziert haben sie sich also schon, meine Damen.

Knoblauchkur

Eine mehrwöchige Kur mit diesem stark riechenden Liliengewächs soll wahre Wunder bewirken. Dazu nehmen Sie täglich 15 Tropfen frisch gepressten Knoblauchsaft zu sich oder belegen sich jeden Tag ein Butterbrot mit frischen Knoblauchscheibchen. Ihre Hämorrhoiden werden es Ihnen danken, Ihre Familie oder Ihre Arbeitskollegen wahrscheinlich eher nicht.

Herausgekommen ist dann Folgendes: Das A und O bei Hämorrhoiden ist Bewegung, und das möglichst an frischer Luft. Dazu kommt, dass man alle anstehenden Arbeiten am besten im Stehen verrichten sollte. Da haben es unsere Bäuerinnen natürlich leichter als berufstätige Frauen, die tagein, tagaus im Büro sitzen müssen.

Neben der Bewegung spielt auch eine ausgewogene Ernährung eine große Rolle. Süßes, sprich Zucker, Kaffee und alles, was den Darm träge und den Stuhlgang hart macht, ist Gift für die lästigen Plagegeister am After.

Auch allzu Scharfes muss vom täglichen Speiseplan gestrichen werden. Vorbeugend kann man täglich 2 bis 3 Orangen zu sich nehmen oder sich die Heilkraft des Knoblauchs zunutze machen.

Es geht natürlich auch ohne übel riechende Nebenwirkungen. Eine Teekur aus Kamillenblüten – 1 bis 2 Tassen Kamillentee täglich getrunken – soll ebenfalls »inwendig« schnell Linderung bringen.

Bei starken Schmerzen und ertastbaren Knötchen hat sich auch das gute alte Kamillendampfbad bewährt. Allerdings halten Sie, wie Sie sicher bereits vermuten, nicht Ihre Nase über den heilsamen Dampf. Am besten ist es, wenn Sie das heiße Kamillenwasser in einen Bottich aus Plastik oder in einen sauberen Eimer geben und sich dann mit entblößtem Popo draufsetzen. Eine spürbare Linderung der Beschwerden setzt angeblich sofort ein.

Eine ähnlich erfolgreiche Wirkung haben auch Sitzbäder in Eichenrindensud.

Auf dem Land kennt man Hämorrhoiden auch unter dem lustigen Namen »Hinterlader« und das Annerl, eine alte Bäuerin im Austrag, die Sie später noch näher kennenlernen werden (siehe Kapitel Schwangerschaft und Geburt),

Hinterladersalbe

Dazu werden 1 EL Butter – am besten über Nacht aus dem Kühlschrank holen, damit sie schön weich ist – und eine kleine, fein geriebene Zwiebel miteinander vermengt. Das ist schon alles: Fertig ist die Paste, mit der nun die Hämorrhoiden-Knoten und die umgebende Haut sachte eingerieben werden. Leider hält sich die Salbe nur 1 bis 2 Tage im Kühlschrank, dann muss sie neu zubereitet werden.

benutzt traditionell eine recht einfache, selbst hergestellte Salbe, um besagte »Hinterlader« zu heilen.

Auch Königskerze, Himbeerblätter, Ringelblume, Gänsefingerkraut und Schafgarbe haben eine wohltuende Wirkung bei Hämorrhoiden.

Haut

Cellulite

Wer kennt sie nicht, diese schrecklichen Dellen in den Oberschenkeln, am Po oder gar an den Oberarmen? Kaum eine Frau, und sei ihr Bindegewebe genetisch bedingt noch so fest beschaffen, bleibt von der sogenannten »Orangenhaut«, wie die Cellulite landläufig genannt wird, verschont. Die Werbung will uns weismachen, dass diverse Wässerchen und Cremes diesen lästigen Schönheitsmakel mit viel Geduld und noch viel mehr Geld regelrecht ausradieren und unsere Haut danach wieder aussähe wie der zarte Popo eines Babys. Meine Damen, das ist gelogen! Und auch meine beiden folgenden Angebote für den Kampf gegen die Täler und Erhebungen in diversen Körperregionen werden die Symptome lediglich lindern. Doch zunächst ein persönlicher Vorschlag: Tragen Sie Ihre sogenannten Makel mit Würde, Selbstachtung und einem Schuss Humor. Überhaupt, wer legt eigentlich fest, was schön und was hässlich ist? Schönheit ist so viel mehr als eine gerade Nase oder ein durchtrainierter flacher Bauch, und es fühlt sich doch einfach auch wunderschön an, lebendig und am Leben zu sein.

Die beiden Zauberpflanzen meiner Bäuerinnen gegen Cellulite heißen Dost – auch als Wilder Majoran oder Wilder Oregano bekannt – und Birke. Die Rinde der Letzteren wurde früher zum Sud verkocht und auf die Haut aufgetragen. Heutzutage können Sie wunderbare Pflegeprodukte, die mit Birkensaft angereichert sind, bequem käuflich erwerben.

Der Dost wiederum wird inwendig angewendet, und zwar in Form einer mehrwöchigen Teekur, die 4 Wochen nicht überschreiten sollte.

Dostkur

Sie benötigen täglich eine Handvoll frischen Dost – oder 1 bis 2 TL getrocknetes Kraut –, den Sie mit ¼ l heißem, nicht mehr kochendem Wasser übergießen. Lassen Sie das Ganze ca. 10 Minuten zugedeckt ziehen und nehmen Sie den Dosttee dann über den ganzen Tag verteilt in kleinen Schlucken zu sich. Die Tagesdosis sollte 2 Tassen nicht überschreiten.

Vorsicht: Dost war im Mittelalter ein beliebtes Abtreibungsmittel und darf deshalb keinesfalls während einer Schwangerschaft zur Verwendung kommen.

Falten

Gängige Schönheitsideale halten sich natürlich auch auf dem Land; und auch in früheren Zeiten, als zwischen dem Großbürgertum der Stadt und den sogenannten einfachen Leuten vom Land eine große gesellschaftliche Kluft klaffte, wurde ganz genau hingeschaut, was gerade so »in« war in Sachen Mode und Körperkult.

Absolut »out« war über viele Jahrhunderte hinweg ein vom Wetter gegerbtes, braun gebranntes Gesicht – ein Trend, der sich nach einigen Jahrzehnten, in denen braune Haut als besonders jugendlich und gesund galt, heute wieder durchsetzt. Dem Klimawandel sei Dank – welch eine Ironie!

Nur was machte eine einfache Kleinhäuslerin in früheren Zeiten, die neben ihrer Hausarbeit auch noch tagtäglich ihrem Mann auf dem Feld helfen musste, um nicht vorzeitig zu altern? Oder eine Magd, der beim Heuen auf dem Wagen gnadenlos die Sonne in Gesicht und Nacken stach? Nun, frau wusste sich auch damals schon mit einfachen Mitteln zu helfen. In einem alten, handgeschriebenen Heft aus dem Nachlass einer hochbetagten Sennerin, in das wir bereits im Kapitel Haare einen Blick geworfen haben, habe ich folgende »Salbe« gefunden, die von den Zutaten her einer Prinzessin aus dem Morgenland – die eine oder andere soll ja bekanntlich sogar in Milch gebadet haben! – würdig wäre. Leider fehlen in den Aufzeichnungen der alten Therese genaue Mengenangaben, also musste ich selbst als Versuchskaninchen fungieren, um folgende Gesichtspackung gegen Falten – die Resl spricht in ihrem Heft von »Runzeln« – nach zu langer Sonneneinwirkung buchtauglich niederschreiben zu können. Laut Therese »beseitigt die Sahnesalbe nicht nur Runzeln aller Art, sondern macht auch noch eine wunderba-

Sahnepackung

Sie benötigen 1 rohes Eiweiß, 3 fein gemahlene Bittermandeln und frischen Rahm vom Bauern – ein Becher Sahne aus dem Supermarkt tut es natürlich auch, dann jedoch aus biologischer Produktion bitte. Die Sahne steif schlagen und anschließend mit dem Eiweiß und dem Mandelpulver vermengen. Nun wird die Masse auf dem Gesicht verteilt, das vorher natürlich gereinigt wurde, und gut einmassiert, bis das Ganze eingetrocknet ist. Anschließend mit klarem Wasser abwaschen.

re Gesichtshaut«. Fotos von der alten Resl, um den einschlägigen Erfolg der »Packung« zu überprüfen, sind leider nicht erhalten. Doch das mit der schönen Gesichtshaut stimmt – siehe Autorinnenfoto am Ende des Buches!

Nicht ganz so aufwendig, jedoch ebenso wirksam im Kampf gegen die Zeichen des Alters ist folgende Apfelmaske, die mit edlen Wässerchen aufgepeppt wird.

Apfelmaske

Sie benötigen 2 mittelgroße und ungeschälte, vom Kerngehäuse befreite und klein geschnittene Äpfel, die im Mixer püriert werden. Anschließend mit 2, 3 Tropfen Rosenwasser oder Orangenblütenwasser verfeinern, gleichmäßig auf das gereinigte Gesicht geben und ca. 10 Minuten einwirken lassen. Sie werden sich freuen, wenn Sie, nachdem Sie Ihr Gesicht wieder gereinigt haben, in den Spiegel sehen.

Die hautklärende Wirkung der Königin unter den Blumen, der Rose, kommt auch in unserer zweiten Gesichtsmaske zum Einsatz. Weitgehend unbekannt ist wahrscheinlich jedoch der Bockshornklee, der den Hauptbestandteil dieses Schönheitsrezepts bildet. Dabei erfreuen sich die nahezu steinharten Samen dieser Pflanze, die mancherorts auch Kuhhornklee genannt wird, bereits seit dem Altertum eines überaus heilkräftigen Ruhmes; den Kelten galt sie sogar als hochverehrtes Gewächs mit magischen und übersinnlichen Kräften. Zunächst kannte man den Bockshornklee allerdings fast ausschließlich im Mittelmeerraum. Später dann wanderte die Pflanze – vermutlich sorgfältig verstaut in Satteltaschen und Reisesäcken – über die Alpen und wurde bald in vielen Klostergärten heimisch. Von dort war es dann nur noch ein Katzensprung in die »Bauerngärten« der einheimischen Bevölkerung. Damals verwendete man Bockshornklee äußerlich vor allem gegen Furunkel und Hautekzeme; inwendig verabreichte man Tee aus den Samen unter anderem bei Appetitlosigkeit, Lebererkrankungen und gegen hartnäckigen Husten. Eine Legende besagt, dass sich früher junge Mädchen, um schön zu werden, in der ersten Mainacht dorthin legten und unter freiem Himmel schliefen, wo der Bockshornklee wuchs.

Das Rezept für folgende Gesichtsmaske stammt von Rita, der befreundeten Sennerin, die Sie schon eingangs kennengelernt haben. Der Bockshornklee wächst zwar nicht in den luftigen Höhen der Alpen, das einfache Rezept jedoch wurde dort oben für uns niedergeschrieben.

Doch nicht nur Salben, Cremes und Gesichtsmasken oder Gesichtswässerchen verhelfen zu einem gesunden, strahlenden Teint. Auch ein ganz einfaches Mittel wirkt, glaubt man einer alten Bauernweisheit, nachhaltig und kostet über-

Bockshornkleemaske

Sie benötigen 1 bis 2 Handvoll Bockshornkleesamen, die im Mörser fein pulverisiert werden. Das dauert seine Zeit, denn, wie bereits erwähnt, sind die Samen so hart, dass sich sogar der Leibhaftige daran seine Zähne ausbeißen würde. Ist es dann endlich geschafft, wird so viel Rosenöl zugefügt, dass eine weiche, geschmeidige Paste entsteht. Die Bockshornklee-Rosen-Paste wird gleichmäßig auf dem gereinigten Gesicht verteilt und sollte einige Minuten einwirken. Anschließend sorgfältig abwaschen.

haupt nichts. »Der eigene Gestank macht gerne krank«, so lautet kurz und bündig der bäuerlich-pragmatische Hinweis darauf, des Nachts immer bei offenem Fenster zu schlafen, damit die Haut gut mit frischem Sauerstoff versorgt wird.

Doch ausschließlich mit frischer Luft geht es dann wohl auch nicht. Aus dem reichhaltigen Erfahrungsschatz meiner Bauersleut' erfuhr ich schließlich noch von Gesichtspackungen aus lauwarmem Kartoffelbrei (!) oder gekochtem Gerstenschrot.

Auch die traditionell bäuerlichen Heilmittel Topfen, Lehm und Essig werden zur Verbesserung des Hautbildes heute noch eingesetzt. Ganz zu schweigen vom Einreiben der Haut mit klassischem Schweineschmalz oder allen Sorten von Ölen, wie Nuss-, Oliven- oder Leinöl. Manch besonders Hartgesottene schwören auch auf Hochprozentiges und reiben sich ihr Gesicht mit reinem Schnaps ein. Falls Sie nun also Ihren Teint mit einem Stamperl Williamsbirne aufmöbeln wollen, nur zu. Das ist immer noch billiger, und mit

Sicherheit auch ungefährlicher, als die neumodischen, toxischen Gifte, die sich manche Frauen freiwillig unter die Haut spritzen lassen.

Zu guter Letzt möchte ich Ihnen noch einen wohlriechenden Badezusatz ans Herz legen, den ich in einer alten Aufzeichnung unbekannter Herkunft gefunden habe.

Apfelblüten-Mandel-Bad

Für die Zubereitung dieses Badeöls benötigen Sie 2 Handvoll Apfelblüten, frisch vom Baum, und Mandelöl, das Sie am besten in einem Naturkostladen oder im Reformhaus kaufen. Eine kleine Flasche des teueren Öls reicht vollkommen, denn die Blüten müssen damit lediglich bedeckt werden. Geben Sie also nun Ihre Apfelblüten in ein einfaches Glas mit Schraubverschluss und gießen Sie das Mandelöl darüber. Anschließend fest verschließen und an einem hellen Ort 4 Wochen lang stehen lassen. Danach das Ganze abseihen – bereits ein kleiner Schuss dieses kostbaren Öls reicht für ein Vollbad.

Krampfadern

Krampfadern ärgern uns Frauen nicht nur, weil sie scheuß-
lich aussehen, sie sind auch immer ein Zeichen von schwa-
chem Bindegewebe. Und genau wie Hämorrhoiden können
sie sich während einer Schwangerschaft auch noch verstär-
ken oder überhaupt zum ersten Mal auftreten. Hinzu kommen Faktoren wie langes Stehen und was weiß ich nicht
alles. Ein alter Heilpraktiker vom Land, zu dem meine Großmutter früher immer pilgerte, sprach in Sachen Krampfadern – und übrigens auch bei Hämorrhoiden – immer vom
Entgiften der Leber. Damit nervte er meine Omi, die, wie
sie selbst fand, ein ausgesprochen gesundes Leben führte –
sah man mal von der Schachtel Zigaretten ab, die sie tagtäglich bis zu ihrem Tod in den hohen Achtzigern rauchte.
Jedenfalls trank sie keinen Alkohol, also konnte ihrer Mei-
nung nach von Gift in der Leber keine Rede sein. Trotzdem machte sie auf Anraten des Mannes nun jedes Jahr im
Frühjahr eine Salatkur mit jungem Löwenzahn. Ich kann
Ihnen nur so viel verraten: Die Beine meiner Großmutter
ließen über viele Jahre hinweg noch so manche Mittdrei-
ßigerin vor Neid erblassen. Falls Sie nicht wie meine Omi

in der glücklichen Lage sind, sich Ihren frischen, jungen Löwenzahn für den Salat im Garten pflücken zu können, dann versuchen Sie es doch mit einer mehrwöchigen Kur aus Quark und Gurkensamen.

Leberkur

Nehmen Sie morgens ein paar zerquetschte Samen aus einer schlichten Salatgurke zusammen mit 1 EL Quark vor dem Frühstück zu sich und nach 2, 3 Wochen ist Ihre Leber frisch durchgeputzt. Eine ähnliche Heilkraft hat auch die Kombination von Quark mit Honig, falls Sie mal keine Salatgurke zur Hand haben.

Sie müssen sich jedoch nicht zwangsläufig für eine inwendige Behandlung entscheiden. Das Einreiben der Beine über mehrere Wochen hinweg mit einer Salbe aus Rosskastanien (Apotheke) soll ebenfalls wahre Wunder wirken; eine ähnliche Wirkung erzielt angeblich auch Arnikaöl.

Menstruation

Gleich zu Beginn dieses umfangreichen Kapitels über die Regel der Frau möchte ich Ihnen eine Teemischung vorstellen, die ich in einem kleinen handgeschriebenen Büchlein im Nachlass einer Bäuerin, die vor einiger Zeit hochbetagt gestorben ist, gefunden habe. Die alte Leni hat das Ganze einst mit fein säuberlicher Schrift als Frauentee überschrieben, der »gegen Weißen Fluss und alle Unregelmäßigkeiten und Schmerzen während der Roten Tage« helfen soll. Manche der von ihr aufgezählten Kräuter waren mir völlig unbekannt und ich musste eine Fachfrau zurate ziehen, doch dazu gleich mehr. Hier erst einmal das Originalrezept der Leni für eine 4- bis 8-wöchige Kur.

Doch bevor Sie nun gleich nach vorgegebenem Rezept begeistert Ihren eigenen Frauentee zusammenstellen, begleiten Sie mich doch noch einmal zu Rita, der Sennerin, um mehr über Ackerminze, Taubnessel und Co. zu erfahren.

Ein wolkenloser Maihimmel wölbt sich über dem tiefblauen Schliersee mit seiner imposanten, noch immer schneebedeckten Bergkulisse im Hintergrund. Ein frischer Wind kräuselt die Wasseroberfläche und lässt mich frösteln. Rita,

Frauentee

- 4 Handvoll weißer oder gelber Taubnesselblüten
- 4 Handvoll St.-Benedikts-Kraut
- 2 Handvoll Fünffingerkraut, bzw. Gänsefingerkraut
- 2 Handvoll Frauenmantel
- 2 Handvoll Ackerminze

Statt der Ackerminze kann, laut Leni, auch Wiesengeiß-bart, auch als Mädesüß bekannt, oder der sogenannte Katzenschwanz verwendet werden. Die Kräuter werden frisch in leicht köchelndes Wasser gegeben und ca. 3 Minuten lang »gesotten«. Anschließend abseihen und den Tee leicht abkühlen lassen. In kleinen Schlucken täglich 3-mal je eine Tasse trinken.

die mir auf einem schmalen Schotterweg entgegenkommt, trägt heute ein hübsches kariertes Leinendirndl und ihr offenes, rotwangiges Gesicht strahlt mir schon von Weitem freundlich entgegen. Mit dabei im Gepäck habe ich den eben vorgestellten Frauentee aus dem Nachlass der alten Leni. Rita und ich waren uns beim ersten Kennenlernen auf Anhieb sympathisch und auch heute gehen wir schnell wieder einträchtig plaudernd den kurzen Weg hinauf zu ihrem alten, nicht mehr bewirtschafteten Bauernhof, wo auf der von Beeten umrahmten Wiese vor dem Haus unter einem Sonnenschirm schon ein liebevoll gedeckter Tisch mit einem Krug selbst gemachter Kräuterlimonade auf uns wartet.

Hinter der alten Tenne, in der früher das Heu für den Winter eingelagert wurde, werkelt geschäftig der Michi, Ritas Ehemann, und der Bazi, ein weiß-grau gemusterter Kater, streicht mir zur Begrüßung elegant um die Beine. Rita und ich machen es uns auf den mit Kissen belegten Klappstühlen bequem und kommen gleich zur Sache.

So erfahre ich zunächst, dass das St.-Benedikts-Kraut eine alte Namensbezeichnung ist und diese Heilpflanze heutzutage als Bitter- oder Heildistel bekannt ist. Das Benediktskraut wirkt antiseptisch und kommt wild wachsend am häufigsten im Mittelmeerraum vor. Hierzulande wird die Pflanze meist kultiviert.

Das Fünffingerkraut aus Lenis Heilteerezept ersetzt die Rita kurzerhand mit Gänsefingerkraut, das in unseren heimischen Gefilden überall auf den Wiesen wächst und leicht zu finden ist. Gänsefingerkraut unterstützt die Wundheilung, wirkt hervorragend gegen Unterleibsschmerzen und bei Periodenkrämpfen und ist überhaupt ein Kraut, das gegen Blutungen aller Art gewachsen ist.

Die Ackerminze, die in Lenis Originaltext noch als »Ackermünze« verzeichnet ist, gilt als besonders krampflösend; und auch der Wiesengeißbart, im Volksmund auf den schönen Namen Mädesüß hörend, besitzt die Eigenschaft, Schmerzen zu lindern und Krämpfe zu lösen. Zudem wirkt er harntreibend, blutstillend und wurde bereits im Mittelalter von vielen Frauen während der Menstruation dem Met beigegeben. Der außergewöhnliche Name kommt übrigens nicht von den sprichwörtlich »süßen Mädchen«, an die der anmutige Wiesengeißbart vielleicht entfernt erinnert, sondern vom wunderbar süßen Duft, den die Pflanze nach dem Mähen und während des anschließenden Trocknens auf den Wiesen verströmt.

Doch zurück zu Rita. Beim Katzenschwanz kommt die Gute dann doch ins Grübeln. Die Brille wird aufgesetzt und Bücher werden zurate gezogen. Was kann damit wohl gemeint sein? Wir einigen uns auf die Schafgarbe, das »Frauenkraut« schlechthin, das in sehr alten Aufzeichnungen immer wieder – neben so schönen Namen wie Augenbraue der Venus oder Jungfrauenkraut – eben auch als Katzenschwanz bezeichnet wird und von seinen Heilkräften her gut in die Teemischung passt.

Zu guter Letzt kommt die Taubnessel dran, denn über die heilsamen Kräfte des Frauenmantels, beispielsweise bei unangenehmen Periodenschmerzen oder gegen Wechseljahresbeschwerden, weiß sogar ein Laie wie ich halbwegs Bescheid. Unsere Kräuterpädagogin kennt die Taubnessel mit den hübschen kleinen Blüten im Grunde nur als Heilmittel gegen den Ausfluss. Und damit ist sie nicht allein; bereits im Mittelalter wurden frische Taubnesselblüten gegen den sogenannten Weißfluss als Tee aufgebrüht. Einige heilkundige Frauen wussten allerdings – im Gegensatz zu Rita und mir – damals schon, dass noch mehr in der eigentlich recht unscheinbaren Taubnessel steckt. Heute ist es wissenschaftlich erwiesen, dass Tee aus den frischen, zarten Blüten dieser Pflanze Blutungen reguliert und sich überhaupt wunderbar lindernd bei Menstruationsbeschwerden aller Art einsetzen lässt.

Wir sind ganz vertieft in unser Gespräch, als sich plötzlich der Michi bemerkbar macht, der bis jetzt im Schweiße seines Angesichts Steine für einen neu anzulegenden Parkplatz geklopft hat und nun hungrig nach Kaffee und Kuchen verlangt. Bevor Rita ins Haus eilt, um den Käsekuchen zu holen, zählt sie mir geschwind noch weitere Heilpflanzen und Kräuter auf, die bei den verschiedensten Regelbeschwerden wahre Wunder wirken sollen und die Sie auf den folgenden Seiten samt fachgerechter Zubereitung nachlesen können.

Neben der Pflanzenheilkunde ist das Almleben Ritas zweite große Leidenschaft. So verbringt sie jeden Sommer ein paar Monate mitsamt ihrem Vieh in den Bergen. Der Michi hält derweil das Leben unten im Tal am Laufen und ab und zu besucht er seine Frau droben auf der Alm, um ihr helfend unter die Arme zu greifen. Mit den Erzählungen über ihr Leben als Almerin geht der schöne Nachmittag langsam zu Ende. Zum Schluss gibt mir Rita noch eine alte Bauernweisheit mit auf den Weg: »Was ums Haus herum wächst, das braucht der Mensch, der darin wohnt.« Mir fällt ein, dass um die Alm meiner Schwester, ebenfalls eine begeisterte Sennerin, der Frauenmantel nur so wuchert, und ich nehme mir fest vor, ihr von diesem Spruch zu erzählen. Wer weiß, vielleicht ist ja was dran!

Hier nun also die eben versprochenen Tipps und Tricks aus Ritas großem Erfahrungsschatz, den sie bereitwillig mit uns teilt. So ist zum Beispiel gegen starke Blutungen während der Periode so manches Kraut gewachsen, das bisher noch keine Erwähnung fand.

Allen voran die Blutwurz. Sie hat ihren Namen von dem blutroten Saft, der beim Anschneiden austritt. Dieses zartgelb blühende Rosengewächs ist in Europa weit verbreitet und wächst bevorzugt an Böschungen und Waldrändern. Verwendet wird die getrocknete Wurzel, die zu einem Tee verkocht wird.

Das bereits erwähnte Gänsefingerkraut aus unserem Frauentee kommt für sich allein auch noch einmal zu Ehren, und zwar gegen starke Krämpfe während der Menstruation. Dabei wird ihm quasi ein Vollbad in heißer Milch verpasst.

Gänsefingerkraut und Blutwurz haben in folgender Tee-

Kräutermilch

Sie benötigen ca. 1 Handvoll frisch gesammeltes Gänsefingerkraut – in der kalten Jahreszeit können Sie natürlich auch auf getrocknetes Kraut zurückgreifen – und
¼ l Milch. Geben Sie beides zusammen in einen Topf und
lassen Sie die Milch aufkochen. Anschließend durch ein
Sieb geben und die Kräutermilch leicht abkühlen lassen.
In kleinen Schlucken trinken.

mischung nun auch noch einen gemeinsamen Auftritt in
Kombination mit Frauenmantel und Schafgarbe – ein un-
schlagbares Team!

Heiltee gegen starke Blutungen

Die Dosierung dieses Heiltees setzt sich wie folgt zusammen: Je 2 Teile Blutwurz (getrocknete und klein geschnittene Wurzel) und Gänsefingerkraut auf je 1 Teil
Frauenmantel und Schafgarbe. Übergießen Sie die Mischung mit heißem, nicht mehr kochendem Wasser und
lassen Sie sie ein paar Minuten zugedeckt ziehen. Der
Tee sollte nach dem Abseihen den ganzen Tag über in
kleinen Schlucken getrunken werden.

Nun zu einem »Krampflöser«, den die wenigsten unter Ihnen vielleicht als Heilpflanze kennen, der in Fachkreisen jedoch einen ausgezeichneten Ruf genießt: der Wilde Schnee-
ball, ein Strauchgewächs, das etwa zur gleichen Zeit wie
der Flieder blüht, also Ende Mai, Anfang Juni, und das im

Herbst mit leuchtend roten Beeren aufwartet – ein Festschmaus für viele Vögel.

Krampflösender Schneeballtee

Die Rinde des Schneeballs wird bevorzugt im Herbst gesammelt und anschließend zu Hause klein geschnitten und getrocknet. Zum Einsatz kommt die Schneeballrinde als Tee. Dazu werden 2 Teile Rinde auf 2 Tassen Wasser kalt aufgesetzt und 1 bis 2 Minuten aufgekocht. Nach dem Abseihen und Abkühlen wird der Tee ungesüßt in kleinen Schlucken getrunken.

Krampflösende Schneeballtinktur

Die Schneeballtinktur soll angeblich bei krampfartigen Schmerzen aller Art ungleich stärker wirken und ist, dem hochprozentigen Alkohol sei Dank, lange haltbar. Füllen Sie ein gut verschließbares Einmachglas – eine Flasche mit Deckel tut's natürlich auch – zu drei Vierteln mit getrockneter und zerkleinerter Schneeballrinde, zu zwei Dritteln mit 95-prozentigem Alkohol und zu einem Drittel mit Wasser. Verschließen Sie das Glas und stellen Sie es für 6 Wochen an einen kühlen, schattigen Platz. Seihen Sie anschließend die Rinde ab und geben Sie die Flüssigkeit wieder zurück in das Gefäß. Zum Einsatz kommt diese Tinktur bei so ziemlich allen Schmerzen, die mit Krämpfen einhergehen. Dosierung und Anwendung sind dabei immer gleich: 3 x täglich 10 Tropfen in etwas warmem Wasser auflösen und trinken.

Zu guter Letzt noch ein altes Hausmittel, das Sie zusätzlich zu den eben genannten Heilmitteln bei Regelbeschwerden äußerlich anwenden können.

Frauenkräuterkissen

Für besagtes Kissen benötigen Sie ein Leinensäckchen – da ich so etwas nicht besitze, habe ich beim Rezepttest für dieses Buch etwas herumexperimentiert und siehe da: ein kleiner, ausrangierter Kopfkissenbezug, den Sie nach dem Füllen mit einem Bindfaden zubinden, leistet ebenfalls wertvolle Dienste – und zu gleichen Teilen diverse getrocknete Kräuter. Mein persönliches Frauenkräuterkissen bereite ich wie folgt zu: Je 1 Handvoll Kamillenblüten, Muskatellersalbei – es klappt auch mit herkömmlichen Salbeiblättern! –, Beifuß, Schafgarbe, Anis und Labkraut, auch unter dem schönen Namen Liebfrauenbettstroh bekannt, in das Säckchen, sprich in den Überzug, geben, gut zubinden und im vorgeheizten Backofen (ca. 60 °C) leicht anwärmen. Dann auf die schmerzende Stelle legen und sich am besten gemütlich ins Bett verkrümeln.

Prämenstruelles Syndrom

Das Prämenstruelle Syndrom, kurz PMS genannt, beeinflusst allmonatlich sowohl den gesamten Körper als auch das seelische Wohlbefinden in unterschiedlichstem Maße. Da kann von Kopf- und Gelenkschmerzen, Übelkeit, Depression und Niedergeschlagenheit bis zu Erschöpfung und

PMS-Tee

Für den »PMS-Tee« benötigen Sie folgende Kräuter, die vorzugsweise frisch aufgebrüht werden. Auf 2 Teile Gänsefingerkraut, Frauenmantel, Schafgarbe, Dost und Kamille kommt je 1 Teil Beifuß, Melisse und Lavendelblüten. Das Ganze wird mit ¼ l heißem, nicht mehr kochendem Wasser übergossen und sollte ca. 10 bis 15 Minuten zugedeckt ziehen.

Sie beginnen mit Ihrer Teekur 2 Wochen vor der Regel und trinken jeden Tag eine Tasse des Gebräus bis zum zweiten Regeltag. Danach ist Pause, bis Sie wieder 14 Tage vor Ihrer Menstruation von vorn beginnen.

Für Herbst und Winter können Sie sich einen Vorrat an getrockneten Kräutern anlegen.

Schlaflosigkeit so gut wie alles geboten sein. Ja, manche Frauen werden in den Tagen vor ihren »Tagen« regelrecht lahmgelegt. Ein Tee kann da wirkliche Hilfe bringen.

Als traditionelle PMS-Kräuter gelten auch Brennnessel, Johanniskraut, Frauenmantel, Mönchspfeffer, Ringelblume und Rosmarin.

Unterleib

Wir sind in diesem Buch schon mehrmals dem guten alten Pfarrer Sebastian Kneipp begegnet. Bei meinen Bäuerinnen steht er jedenfalls heute noch hoch in der Gunst, was vielleicht auf die einzigartige Kombination von Geistlichkeit und praktischem Heilwissen zurückzuführen ist. So manch in die Jahre gekommene Bäuerin, vom Leben und langen Jahren harter Arbeit körperlich gezeichnet, schwört schon seit Jahrzehnten auf die meist kalten Wassergüsse des Allgäuers und hält sich so bis ins hohe Alter hinein erstaunlich fit.

Sebastian Kneipp selbst erblickte 1821 als Sohn eines Webers im Allgäu das Licht der Welt. Seinen Traum, Geistlicher zu werden, erfüllte er sich durch harte Arbeit tagsüber als Tagelöhner – nachts studierte er. Diese anstrengenden Jahre der Entbehrungen forderten schließlich ihren Tribut und Kneipp erkrankte schwer an einem Lungenleiden, das von den Ärzten als unheilbar diagnostiziert wurde. Doch Gott sei Dank fiel dem jungen Sebastian ein Büchlein über die Heilkraft des Wassers in die Hände. Mithilfe der dort beschriebenen kalten Wassergüsse gelang es ihm, sein Leiden vollkommen auszuheilen. Fortan ließ ihn das Wasser nicht mehr los und es entstanden unzählige Bücher über dieses faszinierende Thema.

Das bekannteste Kneipp'sche Heilrezept ist wohl das nun folgende, klassische Fußbad, ein wahrer Tausendsassa in Sachen Heilkraft. Doch da wir uns hier hauptsächlich um die Frauenheilkunde kümmern, lassen wir all die anderen Wunder, die so ein einfaches Fußbad bewirken kann, einfach mal weg.

Fußbad

Stellen Sie beide Füße – die sollten unbedingt warm sein und nicht von vornherein so kalt wie zwei Eiszapfen – 2 Minuten lang in eine Wanne mit eiskaltem Wasser. Rubbeln Sie sie anschließend gut warm und ziehen Sie am besten wollene Socken an. Wiederholen Sie diese Prozedur täglich 2- bis 3-mal.

Dieses Fußbad bewirkt eine Stärkung des gesamten Organismus einschließlich des Kreislaufs. Vor allem hat so ein Fußbad eine kräftigende Wirkung auf die Organe im Unterleib – also Gebärmutter, Eierstöcke und Blase – und beugt Verstopfung vor. Scheuen Sie sich übrigens nicht, wenn Sie beispielsweise auf einer schönen Bergtour an einem Bach vorbeikommen, die Schuhe auszuziehen, um Ihren Füßen einen kleines Kneippbad zu gönnen. Neben den bereits erwähnten Heilwirkungen ist dies auch wunderbar erfrischend und belebend.

Gebärmutterentzündung

Tägliche Sitzbäder in körperwarmem Wasser, das mit Heublumen angereichert ist, sollen wahre Wunder vollbringen.

Die zusätzliche, tägliche Einnahme eines Würfelzuckers, der mit 2 bis 3 Tropfen Majoranöl getränkt ist, ist ein Geheimtipp, den ich in einer alten Handschrift gefunden habe. Da die Zubereitung des Öls an sich nicht extra erklärt wird, gebe ich hier nun mein zugegebenermaßen recht simples Rezept zur Herstellung von Kräuteröl preis.

Majoranöl
4 bis 5 Stängel frischen Majoran – wenn möglich verwenden Sie Wilden Majoran, den wir schon als Dost in diesem Buch kennengelernt haben – unter fließendem Wasser abbrausen und anschließend gut trocken schütteln. 500 ml bestes Olivenöl in eine gut verschließbare, durchsichtige Flasche füllen. Den Majoran zugeben, verschließen und das Öl 2 bis 3 Wochen an einem hellen Ort durchziehen lassen, dabei immer wieder schütteln. Danach das Kraut entfernen: fertig.

Scheidenpilz

Beim lästigen Scheidenpilz empfiehlt sich der Griff in den Kühlschrank oder ins Kühlregal Ihres Supermarktes. Manche Bäuerin stellt ihren Topfen – also Quark – selbst her, doch das Rezept hierfür wäre dann doch zu aufwendig. Greifen Sie in diesem Fall getrost zum Fertigprodukt. Übrigens, ganz normaler Joghurt tut es auch, doch kommen wir endlich zum Rezept an sich.

Topfenbinde

Sie benötigen besagten Topfen oder Joghurt und eine Damenbinde, die Sie oben aufschneiden und vom saugfähigen Inneren befreien. Füllen Sie die Binde dann anschließend mit dem Milchprodukt Ihrer Wahl auf und legen sie in die Unterwäsche ein.

Ein in Topfen oder Joghurt getunkter Tampon erfüllt quasi vor Ort dieselbe Funktion.

Weißfluss

Dieses einfache Rezept gegen weißen Ausfluss hat mir eine Sennerin vom Tegernsee mit auf den Weg gegeben. Wie Lenis Frauentee, den wir auf den vorangegangenen Seiten kennengelernt haben, wirkt folgender Tee aus Weißem Klee am besten im Rahmen einer mehrwöchigen Kur. Wei-

---

Weißer-Klee-Tee

Sie benötigen täglich 1 Handvoll frischen Weißen Klee – nur die Blütenköpfchen! –, der in einem ¼ l leicht köchelndem Wasser 2 bis 3 Minuten lang gesiedet wird. Anschließend seihen Sie den Klee ab und lassen den Tee auskühlen. Trinken Sie ihn in kleinen Schlucken über den Tag verteilt.

ßer Klee wächst übrigens auf magerem Boden und ist im Sommer auf dem Land leicht zu finden.

Falls Weißer Klee nicht so Ihr Ding ist, dann versuchen Sie es doch mal mit einer Taubnesselteekur – dabei werden nur die frischen Blüten verwendet – oder mit Tee aus Ringelblumenblüten, das hilft auch.

Zwischenblutungen

Eine sogenannte »ausdauernde Teekur«, also ca. 4 bis 6 Wochen lang, mit Hirtentäschelkraut (2 Tassen pro Tag) hilft bei immer wiederkehrenden Zwischenblutungen. Der Trick dabei ist, dass man den Tee kalt zu sich nimmt.

Ergänzend dazu schwören manche Bäuerinnen, mit denen ich gesprochen habe, auf Sitzbäder mit einem Sud aus Eichenrinde. Eichenrinde wirkt zusammenziehend auf die Blutgefäße.

Wechsel

Der Wechsel ist ein natürlicher Bestandteil im Lebenszyklus einer Frau und hat nichts mit Krankheit zu tun, auch wenn frau sich während dieser wichtigen Zeit manchmal so richtig elend fühlen kann. In früheren Zeiten galt das Ende der monatlichen Blutungen als ein bedeutender »Wechsel« der Frau weg von der Mutterschaft hin zur Weisheit des Alters. Die Prioritäten verschoben sich und die Frau wurde von nun an von ihrer Familie oder ihrem Clan als Ratgeberin für alle Lebenslagen hoch geschätzt. Leider hat das Wissen der Alten im 21. Jahrhundert nicht mehr denselben Stellenwert. Jugendliche Dynamik – gepaart mit möglichst makellosem Aussehen – ist angesagt. Da werden die Wechseljahre von vielen Frauen oft heimlich durchlitten, um ja nicht zu zeigen, dass das Alter mit all seinen unangenehmen Begleiterscheinungen mit großen Schritten naht. Heutzutage möchten die meisten Frauen ihren Wechsel so schnell und so problemlos wie möglich hinter sich bringen – was natürlich auch verständlich ist. Sie sollten jedoch nicht vergessen, dass auch in diesem Lebenszyklus eine große transformierende Kraft verborgen liegt.

Auf dem Land nennt man die Wechseljahre gerne »fliegende Hitze« – wohl wegen der Hitzewallungen, die in den unpassendsten Momenten wie aus heiterem Himmel auftauchen können und frau schweißgebadet zurücklassen. Gegen eben diese Hitzewallungen ist nicht nur ein Kraut gewachsen. Gartenraute nennt sich zum Beispiel eines dieser heilsamen Gewächse, das als Tee zu sich genommen – 2 Tassen täglich, in kleinen Schlucken getrunken – wahre Wunder bewirken soll. Allerdings entfaltet sich die Heilkraft der Gartenraute nur im Rahmen einer längeren, sprich mehrwöchigen Kur.

Noch heute ist die Gartenraute übrigens auch unter dem Namen Totenkräutlein bekannt und weist so auf eine Zeit hin, in der noch der Schwarze Tod sein Unwesen trieb und dieses hübsche, gelb blühende Kraut, das in unseren Breitengraden ausschließlich angebaut wird und nicht wild zu finden ist, als sicheres Mittel gegen die gefürchtete Pest galt. Mittlerweile haben sich auch Bezeichnungen wie Katzenraute oder Pfingstwurzel etabliert, und die beliebte Heilpflanze hat sich zu einem wahren Allroundtalent entwickelt. Man sagt ihr unter anderem heilsame Wirkungen bei Nervenschwäche, Schwindel und Krämpfen, bei Augenleiden, Gliederschmerzen und Magendrücken nach.

Etwas schneller als mit der mehrwöchigen Rautenkur geht es mit dem allseits bekannten Salbei, einer Pflanze, der schon im Mittelalter nicht nur heilkräftige, sondern auch magische Kräfte nachgesagt wurden. Wird getrockneter Salbei verräuchert, dann hat dies eine reinigende Wirkung auf die unmittelbare Umgebung – man sieht im wahrsten Sinne des Wortes klarer. Doch zurück zu den Wechseljahren: Eine besondere Eigenschaft des Salbeis ist unter anderem seine sekretionshemmende und blutstillende Wirkung, was ihn auch zu einem beliebten Heilkraut bei zu starken Menstruationsblutungen macht. Salbeitee – 1 bis 2 Tassen über den Tag verteilt in kleinen Schlucken getrunken – dämmt auch die lästige und übermäßige Schweißbildung erfolgreich ein.

Doch Salbei, der bereits in der Antike als Heilmittel bei Frauenbeschwerden eingesetzt wurde, entwickelt seine Heilkraft nicht nur in Form von Tee. Waschungen mit selbst angesetztem Salbeiessig helfen ebenfalls, den lästigen Schweißausbrüchen in Zeiten des Wechsels Herr zu werden. Zudem schmeckt dieser Salbeiessig auch noch hervorragend in sommerfrischen Salaten und kann sogar als Gesichtstonikum verwendet werden.

Salbeiessig

Sie brauchen 2 bis 4 Zweige frischen Salbei, die Schale einer ungespritzten Zitrone und 1 l Obstessig – meine Wahl fiel auf naturtrüben Apfelessig aus biologischem Anbau. Geben Sie alles zusammen in ein gut verschließbares Glas. Mein Tipp: Große Einmachgläser verwenden. Die Salbei-Essig-Mischung muss nun 3 Wochen lang an einem kühlen, schattigen Ort stehen und vor sich hinziehen. Anschließend können Sie den Salbei mitsamt Zitrone entfernen, was jedoch nicht zwingend nötig ist. Im Grunde ist er sofort einsetzbar.

Bevor wir uns gegen Ende dieses Kapitels über den Wechsel noch einen allgemeinen »Klimateriumtee« aufbrühen, hier noch ein letztes Rezept für eine vierwöchige Kur gegen

Hitzewallungen und Schweißausbrüche. Sie benötigen die Wurzel der Silberkerze – gemeinhin auch als Silbertraubenkerze bekannt – und zudem noch frischen Schachtelhalm, Salbei und Frauenmantel. Die Wurzel der Silberkerze wird vorzugsweise im Herbst gesammelt und anschließend getrocknet. Dieses hübsche, schlanke Hahnenfußgewächs mit seinen meist cremeweißen Blüten wird in unseren Breitengraden meist angebaut. In gut sortierten Kräuterläden oder Apotheken werden Sie sicher fündig.

Die Silberkerze ist übrigens ein Tausendsassa in Sachen Frauenheilkunde! Sie hilft nicht nur über die turbulente Zeit des Wechsels hinweg, sondern unterstützt auch junge Mädchen während der Pubertät. Ihre heilsamen und beruhigenden Kräfte beeinflussen Gebärmutterkrämpfe und Migräne. Sie ist einsetzbar im Kampf gegen das Prämenstruelle Syndrom (PMS) und kann bei hormonell bedingtem Haarausfall anscheinend wahre Wunder bewirken.

Eine Kur, die Sie bedenkenlos während der ganzen Zeit Ihres Klimakteriums anwenden können, ist die tägliche Ein-

Silberkerzenkur gegen Schweißausbrüche

Geben Sie je 1 TL Silberkerzenwurzel und Schachtelhalm abends vor dem Schlafengehen in eine Tasse mit kaltem Wasser. Am nächsten Morgen geben Sie das Ganze in einen Topf und lassen es aufkochen. Gießen Sie es dann über Salbei und Frauenmantel und lassen alles zusammen 5 Minuten ziehen. Danach können Sie den Tee in kleinen Schlucken zu sich nehmen – ideal wäre eine Kur von 4 Wochen. Nach einer Pause von 3 bis 4 Wochen können Sie sie bei Bedarf noch einmal wiederholen.

Quendeltinktur

Für unsere Quendeltinktur benötigen wir nun 5 EL frisches Kraut, das mit ¼ l 60-prozentigem Alkohol übergossen wird. Benutzen Sie dazu ein Glas oder eine Flasche, die sich gut verschließen lassen. Unsere Tinktur muss anschließend an einem kühlen, schattigen Ort 10 Tage lang ziehen. Danach wird die Flüssigkeit in eine saubere Flasche, mit ebenfalls gut verschließbarem Deckel, abgeseiht, und schon ist unsere Heiltinktur zum Gebrauch fertig. Die Dosierung ist auch denkbar einfach: 3 x täglich 1 EL nach dem Essen – Prost!

nahme von Quendel in Form einer sogenannten »Tinktur« – man könnte das Ganze auch als Schnaps bezeichnen!

Der Quendel ist, wie wir schon gehört haben, in unseren Breitengraden auch als Wilder Thymian bekannt und wird als klassische Frauenheilpflanze hoch geschätzt. In der Antike opferten Frauen das wohlriechende Kraut zusammen mit Rosenblättern der Göttin Aphrodite. Später dann wurde diese Ehre Freya zuteil und der Thymian avancierte zudem zum Schutzkraut für Schwangere und Gebärende. Im Mittelalter setzten heilkundige Frauen das Kraut bei Abtreibungen ein und prompt kam der Thymian auf die Liste der »Hexenkräuter«. Irgendwann danach besann sich allerdings die Kirche und erklärte den Thymian, zum Schutz gegen das Böse, zum sogenannten Marienkraut.

Zum Schluss also nun zum bereits versprochenen Klimakteriumtee, der einmal mehr aus der Feder unserer Kräuterpädagogin Rita stammt. Dazu benötigen Sie zu gleichen Teilen Hopfen, Ysop, Beifuß und Salbei, wenn möglich

Klimakteriumtee

Nehmen Sie zu gleichen Teilen Hopfen, Ysop, Beifuß und Salbei, wenn möglich Muskatellersalbei. Übergießen Sie die Kräuter mit einem ¼ l heißem, nicht mehr kochendem Wasser und lassen sie 10 Minuten zugedeckt ziehen – fertig. Trinken Sie täglich eine Tasse davon vor dem Frühstück. Die Kur sollte 4 Wochen nicht überschreiten.

Muskatellersalbei. Ysop ist eine Heilpflanze, die eng mit den Lippenblütlern Thymian und Salbei verwandt ist. Der Name des hübschen Krauts mit seinen blauen Blüten leitet sich aus dem Arabischen ab und bedeutet so viel wie »heiliges Kraut«. Im Volksmund hört der Ysop hierzulande auf die weniger bedeutungsvolle Bezeichnung Essigkraut. Wenn man allerdings bedenkt, dass in der traditionellen bäuerlichen Heilkunde der Essig einen überaus hohen Stellenwert hat, dann kann man die Wichtigkeit dieser Heilpflanze also schon am Namen erahnen.

Ysop wird in unseren Breitengraden meist kultiviert. Wild wächst er bevorzugt an Hängen und auf kalkigem Boden. Die heilende Kraft dieses Krauts besteht unter anderem in seinen Eigenschaften, Schweiß zu reduzieren, Entzündungen zu hemmen und fördernd auf die Menstruation einzuwirken.

Auch der Muskatellersalbei wird hierzulande eher angebaut, als dass man ihn in freier Wildbahn antrifft. Als Heilpflanze wird er bereits seit dem Altertum in ganz Europa kultiviert. Auch er zählt, wie der Ysop, zu den Lippenblütlern und betört mit kleinen, wohlriechenden Blüten, deren Farbpalette von Weiß über Rosa zu einem tiefen Lila reichen kann. Wild wachsend bevorzugt Muskatellersalbei Weg- und Waldränder, Felshänge und Felder. Er wirkt kräftigend, schweißhemmend, menstruationsregulierend und krampflösend. Während einer Schwangerschaft sollten Sie Muskatellersalbei allerdings meiden.

Sexualität, Schwangerschaft und Geburt

Sexualität und Fruchtbarkeit

Bevor wir im Anschluss zu Schwangerschaft und Geburt kommen, wird es erst einmal etwas heikel: Es geht um das Thema Sexualität. Da meine Ansprechpartnerinnen hauptsächlich Bäuerinnen im fortgeschrittenen Alter waren, erwarten Sie bitte nicht allzu viel von diesem Kapitel. Meine Scheu, die meist schon älteren Damen auf ihre Erfahrungen in ihren Schlafzimmern anzusprechen, war doch sehr groß. Traute ich mich dann doch einmal, wurde es meist recht lustig, allzu viele Details wurden dennoch nicht preisgegeben.

So erinnere ich mich noch lebhaft, als ich einmal eine quirlige alte Bäuerin in ihrer Kuchl beim Zwetschgendatschi zum Thema Libido befragte und sie mir dann lachend von den »Sexproblemen« mit ihrem Mann erzählte. Die beiden waren bereits einige Jahre verheiratet und schon richtig drin im alltäglichen Arbeitstrott, den so ein großer Hof mit sich bringt, doch die Zenzi fand ihren Franz immer noch sehr attraktiv und begehrenswert. Es hatte jedoch den Anschein, dass die Zeiten des guten Franz als feuriger Liebhaber sich dem Ende näherten. Gelinde gesagt, es lief fast nichts mehr des Nachts im ehelichen Schlafgemach. Zu jener Zeit hatte der Franz eine Zusatzarbeit angenommen, um den Hof finanziell über Wasser halten zu können. Und die Zenzi schob das Ganze auf den zusätzlichen Stress ihres Mannes. Tagtäglich pendelte der Arme nach der Stallarbeit am frühen Morgen in die nächstgelegene Kreisstadt und am Abend wieder zurück.

An dieser Stelle der Erzählung konnte sich die Zenzi nun buchstäblich nicht mehr auf dem Stuhl halten vor Lachen, und ich stimmte mit ihr ein, obwohl ich noch gar nicht wusste, was das Ganze mit dem Sexleben der beiden zu tun hatte. Nachdem sich meine Interviewpartnerin endlich beruhigt und sich mit einem großen, gepunkteten Schnäuztuch die Lachtränen vom Gesicht gewischt hatte, bekam ich dann noch den Rest der Geschichte zu hören. Der Franz trug nämlich tagein und tagaus die gleiche, wie sich im Nachhinein herausstellte im Schritt viel zu enge Lederhose. Diese schnitt auf den Autofahrten und während der Arbeit so sehr in sein Fleisch ein – sprich in die empfindlichen Weichteile –, dass der Hausarzt bei einer Routineuntersuchung feststellen musste, dass Franz' untere Regionen allmählich abzusterben drohten. Gott sei Dank wurde die Gefahr noch rechtzeitig erkannt, eine neue, größere Lederhose in Auftrag gegeben und das Liebesleben der beiden bekam recht schnell wieder frischen Aufwind – worüber sich die Zenzi allerdings dann doch beharrlich ausschwieg.

Sexuelle Unlust

Nun gibt es Frauen, die anders als unsere Zenzi, die wir eben kennengelernt haben, eigentlich so gar keine Lust mehr haben, sich sexuell auf ihre jeweiligen Partner oder

Dosttee-Kur

Dazu eignet sich am besten eine mehrmonatige Dosttee-Kur, die nur während der Menstruation unterbrochen wird. Auf 1 Tasse Tee kommt 1 EL frischer Dost, der mit heißem, nicht mehr kochendem Wasser übergossen wird. Lassen Sie ihn anschließend ca. 10 Minuten zugedeckt ziehen und trinken Sie täglich abends eine Tasse in kleinen Schlucken. Sie beginnen mit der Kur am Ende Ihrer Periode und trinken fleißig bis zum Beginn der nächsten Ihren Dost. Dann wird während der Blutung eine Pause eingelegt, um anschließend wieder von vorn zu beginnen. Dies sollten Sie so lange durchhalten, bis sich Ihr sexuelles Begehren wieder regt.

Ehemänner einzulassen. Aus welchen Gründen auch immer dies geschieht – sogar hierfür hat uns die Natur ein Kraut geschenkt: den Dost, von dem in diesem Buch schon mehrmals die Rede war. Bereits in früheren Zeiten, zum Beispiel im Mittelalter, wurde diese Heilpflanze den Wöchnerinnen und auch den neugeborenen Kindern verabreicht, um sie vor schädlichen Einwirkungen von außen zu schützen. Dem Dost wurden unter anderem auch magische Eigenschaften zugesprochen und in der Antike weihte man diese Pflanze der Göttin Aphrodite. In Fachkreisen schätzt man heute noch seine Fähigkeit, heilende Wärme von innen heraus zu erzeugen, und so nimmt es nicht wunder, dass er als Heilmittel bei sexueller Unlust hilft. Schließlich gilt es, im Inneren das Feuer der Leidenschaft neu zu entfachen.

Nun noch ein hochprozentiges Rezept, das angeblich bei nahezu allen Frauenleiden wahre Wunder vollbringen soll.

Also warum nicht auch bei sexueller Unlust! Klar, bei dem nun folgenden Schafgarbenschnaps könnte die eine oder andere unter Ihnen auf den Gedanken kommen, dass ich Sie dazu verführen möchte, sich Ihren Göttergatten oder Lebenspartner einfach schön zu trinken. Doch genau wie bei den Tees und Aufgüssen in diesem Buch spielt auch bei unserem Kräutergeist die wohldurchdachte Dosierung eine große Rolle, damit er seine heilkräftige Wirkung voll und ganz entfalten kann. Der Schafgarbenschnaps wird in kleinen Mengen genossen und sollte 2 Stamperl am Tag nicht überschreiten. Das Rezept hat mir übrigens ein fachkundiges »Kräuterweib« zugesteckt, das nebenher einen kleinen, abgelegenen Bauernhof bewirtschaftet, auf den viele Ratsuchende pilgern, um von ihrem großen Heilpflanzenwissen zu profitieren.

Schafgarbenschnaps

Für die Herstellung benötigen Sie ein weithalsiges Glasgefäß, das man gut verschließen kann. Ich habe mir mit einem großen Einmachglas beholfen und das Ganze später dann in eine normale Flasche mit Schnappverschluss umgefüllt.

Sammeln Sie so viele Schafgarben, dass das Einmachglas fast bis zum Rand mit frisch gepflückten Schafgarbendolden gefüllt werden kann. Wichtig ist, dass Sie viele rosafarbene Blütenköpfe erwischen, denn die sollen eine besonders große Heilkraft besitzen. Schütteln Sie diese aus und waschen Sie sie – damit kein Insekt den Alkoholtod sterben muss. Nach dem Waschen werden die Dolden gut getrocknet, am besten auf einem sauberen Küchentuch an einem schattigen Ort. Danach geben Sie die Blütendolden in das Einmachglas und übergießen Sie diese mit ca. 1 l Obstbrand – ganz nach Geschmack – oder Kornschnaps. Achten Sie darauf, dass die Schafgarbe ganz mit Alkohol bedeckt ist. Verschließen Sie das Glas und lassen das Gebräu 14 Tage lang an einem kühlen Ort ziehen.

Dann wird der Schnaps abgefiltert und erneut in das Einmachglas gegeben, das Sie vorher gut ausspülen. Verschließen Sie es und lassen Sie es am gleichen Ort noch mal so lange stehen, bis sich die Flüssigkeit klärt. Erst dann in eine herkömmliche Flasche abfüllen. Schafgarbenschnaps hält sich, dem Alkohol sei Dank, sehr lange. Es heißt sogar, dass dieser Schnaps immer besser wird, je länger er gelagert wird. Na, dann Prost!

Und noch ein Tipp: Rosmarin, Rosenblätter, Eisenkraut und Mariengras werden traditionell – manchmal mit etwas Sandelholz vermischt – verräuchert, um sexuelle Lust, und damit auch die Fruchtbarkeit, zu steigern.

Unfruchtbarkeit

Bleiben wir beim Hochprozentigen und widmen wir uns der nächsten »Tinktur«, die ebenfalls einem wohlschmeckenden Kräutergeist in nichts nachsteht. Heutzutage wird gegen Unfruchtbar mit allen Mitteln der modernen Medizin gekämpft. Nicht selten unterziehen sich Frauen mit bis dato unerfülltem Kinderwunsch langen und kostspieligen

Behandlungen mit Hormonen oder lassen sich im Reagenzglas befruchtete Eizellen einsetzen.

In früheren Zeiten war eine gesicherte Nachkommenschaft lebensnotwenig, denn die Jungen garantierten den Alten einen von Not und Armut unbehelligten Lebensabend. Zudem sicherte ein Hoferbe auf dem Land auch das Fortbestehen des eigenen Hab und Guts und so kam es oft einer Tragödie gleich, wenn der ersehnte – männliche! – Nachwuchs ausblieb. Behilft man sich heute mit Reagenzglas und Hormonen, so setzte man damals auf Magie, Rituale und eben Kräuter und Heilpflanzen. Den diversen Zaubereien und Ritualen ist ein extra Kapitel gewidmet, also kümmern wir uns zunächst einmal um die Heilkräuter.

Kinderwunschtinktur

Für unsere Tinktur benötigen Sie zu gleichen Teilen – etwa 1 EL – Stinkenden Storchschnabel, auch unter dem Namen Kindermacher bekannt, Sonnentau, Beifuß, Gänsefingerkraut, Ehrenpreis, Salbei und Basilikum – und eine Flasche Korn oder Obstler. Geben Sie nun die Kräuter in ein Gefäß, das sich gut verschließen lässt, und übergießen Sie das Ganze mit Hochprozentigem – je nach Gusto. Achten Sie darauf, dass die Pflanzen vollkommen von der Flüssigkeit bedeckt sind. Als Faustregel für Tinkturen gilt: Auf ein Drittel Kräuter kommen zwei Drittel hochprozentiger Alkohol.

Nun muss unsere Tinktur ca. 14 Tage lang an einem kühlen und schattigen Ort vor sich hin ziehen. Anschließend absehen und zurück ins Gefäß geben. Nochmals stehen lassen, bis sich die Flüssigkeit geklärt hat. Jetzt

kann die Tinktur in eine gut verschließbare Flasche umgefüllt werden und ist sofort zum Einsatz bereit. Die
empfohlene Tagesdosis sollte 3 x 1 EL nach dem Essen
nicht überschreiten.

Über einige der eben verwendeten Kräuter gibt es übrigens
noch Interessantes zu erzählen. So galt zum Beispiel der
meist lila blühende Storchschnabel bereits im Mittelalter
als zuverlässiges Mittel gegen Unfruchtbarkeit. Allerdings
wurde er da noch von heilkundigen Frauen als magisches
Amulett eingesetzt, wie wir später noch erfahren werden.
Der Storchschnabel gehört zur weit verzweigten Familie der
Geranien und wird im Volksmund auch Ruprechtskraut genannt, aufgrund einer dubiosen Verbindung zum gleichna-
migen Heiligen. Sein Geruch wehrt lästige Mücken ab und
seine Heilkraft liegt in einer allgemein stärkenden Wirkung
des Körpers und der Befindlichkeit.

Der sehr selten anzutreffende Sonnentau galt im Mittelalter sogar als hochwirksames Aphrodisiakum. Und der
hübsche, in der Regel blau blühende Ehrenpreis gilt bis
heute als appetitanregend und verdauungsfördernd, was
scheinbar in Sachen Unfruchtbarkeit nicht unwesentlich
ist, sonst hätte man den Guten ja nicht mit in das Rezept
aufgenommen.

Wem das vorangegangene Rezept zu hochprozentig ist,
dem sei zu guter Letzt noch eine etwas mildere Variante ans
Herz gelegt, in der Alkohol allerdings ebenfalls eine nicht
unerhebliche Rolle spielt und, wie so oft bei alten, überlieferten Heilmitteln, auch der Glaube. Im Folgenden wird
nicht nur auf die Heilkraft einer Pflanze – in diesem Fall

der Mistel – vertraut, sondern zusätzlich die göttliche Dreifaltigkeit um Mithilfe gebeten.

Als mir eine kräuterkundige Bäuerin den handgeschriebenen Zettel mit der Rezeptur für diesen Trank in die Hände drückte, betonte sie mehrmals, dass dies nun wirklich
ein sehr altes Mittel sei, das vielleicht heutzutage nicht
mehr wirken würde, weil der Glaube an Gott doch bei vielen Menschen ins Hintertreffen geraten sei. Doch ich finde,
alles ist einen Versuch wert. Wenn Ihnen die Anrufung der
himmlischen Dreieinigkeit schwerfällt und Sie keinen Bezug dazu haben, dann versuchen Sie es mit etwas, was Ihr
Herz zum Schwingen bringt. Verbinden Sie sich einfach, so
gut es geht, mit einer höheren Macht – das können die Heilige Jungfrau, verschiedene Engel und andere Wesenheiten
oder schlicht das gesamte Universum sein.

Mistelabsud bei Kinderwunsch
Sie benötigen frische Mistelzweige und einen ½ l Weiß-
wein, dessen Jahrgang älteren Datums sein muss. Geben
Sie den Wein mit den Misteln und einer Prise Zucker in
einen Topf und lassen Sie das Ganze kurz aufkochen. Anschließend auf kleiner Flamme 3 Minuten lang sieden
lassen. Während dieser Zeit wird nun permanent laut
die Dreifaltigkeit angerufen: der Vater, der Sohn und der
Heilige Geist. Dieser Absud wird nun von beiden Eheleuten – oder Lebenspartnern – exakt 8 Tage vor Eintritt der
Periode zu sich genommen. Dabei sollten Mann und Frau
sich gemeinsam Zeit nehmen und während der Anrufung
nicht miteinander sprechen.

Schwangerschaft

Es riecht nach frisch aufgebrühtem Kaffee und nach noch warmem Schmalzgebäck. Das schneeweiße Tischtuch mit den rosafarbenen Rosen hat die Anna selbst bestickt. »Aber damals woit'n meine Finger no so, wie i woin hab«, erzählt sie mir mit einem Augenzwinkern, während sie auf meinen Teller einen mit Puderzucker bestäubten Striezel legt. Gemütlich ist es in der Küche vom »Annerl«, wie die hochbetagte Bäuerin seit ihrer Kindheit gerufen wird. Bald 85 Jahre alt ist sie. Das graue, etwas schüttere Haar hat sie sich adrett zum Knoten aufgesteckt und um die wachen, dunklen Augen herum trägt sie einen Kranz von feinen Fältchen. Ihre Finger sind knochig und von der jahrzehntelangen Arbeit auf dem Hof hart und rissig geworden. Drei Kindern hat die Anna das Leben geschenkt. Der älteste Sohn, Andreas, der Anderl, hat nach dem Tod des Vaters den Hof übernommen. Eine harte Zeit sei das gewesen, nachdem ihr Mann, der Sepp, eines Tages vor 15 Jahren nicht mehr lebend aus dem Holz zurückgekommen ist. Ein Arbeitsunfall beim Baumfällen. Jede Hilfe war zu spät gekommen.

Schön langsam kommen wir zum eigentlichen Grund

meines Besuches. Nachdem sich das Annerl verstohlen mit dem Zipfel ihrer blau gemusterten Kittelschürze ein paar Tränen aus den Augenwinkeln gewischt hat, beginnt sie, mir aus ihrem bewegten Leben als Frau und Mutter zu erzählen. Einfach und bescheiden haben Anna und Sepp einst geheiratet; und das Leben auf dem Hof von Sepps Eltern sei damals recht hart und entbehrungsreich gewesen – all die Arbeit in der Küche, im Stall und auf den Feldern. Die Beziehung zu den Schwiegereltern hingegen war geprägt von gegenseitigem Respekt und einem liebevollen Umgang miteinander. Und als sich recht bald nach der Hochzeit Nachwuchs ankündigte, war die Freude auf dem Schusterhof, so der Hofname des alten, lang gestreckten Bauernhofes, groß. Entbunden hat das Annerl dann zu Hause im ehelichen Schlafzimmer.

Neben der Schwiegermutter, die damals emsig zwischen Schlafkammer und Kuchl hin und her gelaufen war, um heißes Wasser und saubere Leintücher zu bringen, war nur noch die Hebamme zugegen, als sich ihr Andreas anschickte, den sicheren Mutterleib zu verlassen. Der Sepp saß derweilen nervös unten in der Stube und stopfte mal mit zitternden Fingern seine Pfeife, die partout nicht ziehen wollte, mal lief er unruhig hin und her, sodass man das Knarren der Bodendielen bis hinauf zu seiner Frau hören konnte, die heute noch stolz darauf ist, dass sie nur gegen Ende hin laut geschrien hat – aber da war der Bub schon halb auf der Welt.

Auf meine Frage hin, ob sich das Annerl noch daran erinnern könne, was die Hebamme so alles während der Niederkunft mit ihr gemacht habe, muss die alte Bäuerin passen. »Do hob i koa Zeit zum Zuaschaugn g'habt«, erklärt sie mir lachend. Nur eines weiß sie noch ganz genau: wie schön es war, als der Bub, nachdem er abgenabelt und gewaschen worden war, ihr in die Arme gelegt wurde. Auch dem Sepp standen übrigens Tränen der Rührung in den Augen, als er seinen Sohn und Hoferben zum ersten Mal zu Gesicht bekam. Als sie das erzählt, kommen ihr wieder die Tränen. Und bevor sie erneut ihren Schürzenzipfel zu Hilfe nehmen muss, um sich die Augen zu trocknen, widmen wir uns nun den vielen Tipps und Tricks zu Schwangerschaft und Geburt, die ich für Sie – nicht nur beim Annerl – zusammengetragen habe.

Schutz vor verfrühtem Abgang

Eine Fehlgeburt, also der vorzeitige Abgang des Fötus, ist sicher bei allen schwangeren Frauen die größte Angst. Die alte Hanna, ihres Zeichens Sennerin seit nunmehr fast 30 Jahren, hat mir im Sommer droben auf ihrer Alm das

Hannas Hainbuchensuppe

Die Hanna kicherte immer noch, als sie schlurfend in die kleine, eiskalte Speisekammer neben der Küche ging, um Butter, Milch, Mehl und Eier zu holen. Die frischen Zweige der Hagebuche – auch Hain- oder Weißbuche genannt – für unser Experiment hatte ich aus dem Tal mit heraufgebracht, weil sie in dieser Höhe nicht mehr wuchsen. Am wirkungsvollsten ist das nun folgende Rezept laut Hanna, wenn man die ganz jungen, zartgrünen Frühlingstriebe dieses Birkengewächses, das einer Rotbuche zum Verwechseln ähnlich sieht, verwendet. Doch auch sommerliche Blätter entfalten wohl noch genügend Heilkraft. Aber nun schnell zurück zum Herd, wo die alte Hanna nun schon fleißig vor sich hinwerkelte. Nachdem sie den Topf auf einen der Ofenringe gestellt hatte, kippte sie mit viel Schwung 1 l ihrer sahnig weißen Milch, die sie am Morgen noch frisch gemolken hatte, hinein und ließ diese rasch aufkochen (wir zu Hause müssen wohl leider auf Vollmilch mit hohem Fettanteil aus dem Supermarkt zurückgreifen). Dann zupfte sie geschickt eine Handvoll Hainbuchenblätter von den mitgebrachten Zweigen und gab sie zu der Milch. Das Ganze musste nun ein paar Minuten vor sich hinköcheln, um anschließend in eine Schüssel abgeseiht zu werden. Dann landete der kleine Gusseisentopf wieder auf dem Herd und Hanna gab ca. 1 EL Butter – klar, auch selbst gemacht! – hinein, ließ diese heiß werden, gab etwas Mehl hinzu und schon bedeckte eine helle Einbrenne oder Mehlschwitze den Topfboden. Geschwind wurde die Hainbuchenmilch dazugegeben, damit die Einbrenne nicht anbrannte und bitter wurde. Dann schlug die Hanna noch zwei frische Eier auf und verquirlte das Ganze miteinander zu einer sämigen Suppe, die ich auch gleich probieren durfte.

Rezept einer stärkenden Suppe verraten, das angeblich auf die von ihr hochverehrte heilige Hildegard von Bingen zurückgeht. Beigebracht hat ihr diese Suppe allerdings die eigene Mutter, die früher oft bei Geburten in der Nachbarschaft zugegen war, um den Frauen beizustehen. So standen wir zwei also in Hannas Almkuchl am alten Herd, der mit Feuer betrieben wurde, und schürten kräftig für unsere kleine, private Kochshow ein. »Damit's spaada, wann's bei dir a amoi so weit is, nachkoch'n kannst. Zeit werd's ja allmählich«, sagte sie verschmitzt lächelnd, um mir gleich darauf einen kleinen, aber schweren Topf aus Gusseisen in die Hand zu drücken, bei dessen Gewicht ich leicht in die Knie ging.

Nachdem die alte Sennerin die Milchsuppe in zwei tiefe Schüsseln geschöpft hatte, begann sie auch endlich wieder zu sprechen, denn das Hantieren am Herd hatte ihre gesamte Aufmerksamkeit verlangt. Wir setzten uns draußen auf die hölzerne Terrasse, schauten auf das umwerfende Bergpanorama vor uns und ließen es uns schmecken. Na ja, ganz ehrlich, mir hat schon etwas Salz und Pfeffer gefehlt, doch ich traute mich nicht, danach zu fragen. Früher, so erzählte mir die dagegen behaglich löffelnde Hanna neben mir, aßen die Frauen während ihren Schwangerschaften mehrmals wöchentlich diese Milchsuppe, auch um stark und kräftig für die Arbeit in Haus und Hof zu bleiben; und damit das Kind eben gut gedeihe. Ihre Mutter hatte sogar im Winter immer ein Leinensackerl mit getrockneten Hainbuchenblättern in der Vorratskammer verstaut, denn schwanger wurden die Frauen ja nicht nur im Frühjahr oder Sommer. Manche Hebammen rieten zur Hainbuchensuppe auch bei Unfruchtbarkeit, doch dieses Problem war in Hannas Familie über Generationen hinweg Gott sei Dank noch nie aufgetreten.

Ich hatte nun endlich auch den Boden meiner Schüssel erreicht und mich so für den Abstieg fit gegessen. Beim nächsten Besuch, so nahm ich mir fest vor, würde ich der Hanna von so segensreichen Gewürzen wie Muskatnuss oder weißem Pfeffer erzählen, die solch eine einfache Sup-

pe – neben ihrer enormen Heilkraft – sicher auch zu einem kulinarischen Höhepunkt machen würden. Für heute belie
ich es bei einer herzlichen Umarmung mit dem Versprechen, wiederzukommen, und machte mich dann auf den Weg hinunter ins Tal.

Übelkeit unð anðere Beschwerðen

Um lästige Übelkeit und das damit einhergehende Erbrechen zu Beginn einer Schwangerschaft zu umgehen, empfiehlt sich das tägliche Trinken von Tee, der zu gleichen Teilen aus Pfefferminze und Zitronenmelisse besteht. Es ist wichtig, dass Sie den Tee in kleinen Schlucken auf nüchternen Magen trinken, also am besten morgens vor dem Frühstück.

Bei vielen Frauen wird während der Schwangerschaft ein Eisenmangel festgestellt, den frau leicht mithilfe diverser Präparate aus der Apotheke beheben kann. Eine natürliche Alternative zum pharmazeutischen Mittel stellt die Brennnessel dar, deren Eisengehalt nicht zu unterschätzen ist. Daneben enthält sie unter anderem auch noch Magnesium, Phosphor, Kalium, Kalzium und Kieselsäure – also quasi ein Rundumpaket für werdende Mütter! Es empfiehlt sich demnach, den Saft der Wunderpflanze im Rahmen einer Kur während der gesamten Schwangerschaft hindurch zu sich zu nehmen. Da die Saftgewinnung allerdings äußerst mühselig ist, rate ich Ihnen in diesem Fall zu fertig abgefüllten Flaschen aus dem Reformhaus. Das spart Zeit, und die Gefahr, sich an den feinen Härchen die Haut zu »verbrennen«, ist somit auch nicht gegeben. Bei der Dosierung sollten Sie sich an den Rat der Bäuerin halten, von der der

Brennnessel-Tipp stammt: morgens, mittags und abends je 1 EL Brennnesselsaft nach dem Essen.

Falls Sie Ihre Saftrationen jedoch selbst herstellen wollen, vielleicht, weil es in Ihrem Garten nur so von Brennnesseln wuchert und Sie glücklicherweise auch noch zur besten Brennnesselzeit schwanger sind, dann geben Sie einfach eine Handvoll frischer Brennnesseln in einen Mörser und stampfen Sie die Blätter so lange, bis der Saft austritt. Leider hält sich der frische Saft nicht allzu lange, also ist es ratsam, sich die jeweiligen Rationen immer frisch zuzubereiten.

Als entspannend während der Schwangerschaft sind Lavendel, Rose, Mandel- und Orangenblütenöl bekannt.

Geburt

Geburtserleichterung

Welche Frau wünscht sich nicht eine leichte und einfache Geburt? Landhebammen rieten früher den Schwangeren ca. 3 Wochen vor der errechneten Entbindung, täglich vor dem Schlafengehen 1 EL Nussöl zu sich zu nehmen. Zeigen sich dann die ersten Wehen, trinkt man eine ganze Tasse Nussöl und beendet daraufhin die »Kur«.

Sind die Wehen allerdings immer noch zu schwach, dann hilft es, der Gebärenden Bärentraubentee zum Trinken zu geben.

Oder man taucht frische Leintücher in lauwarmen Kamillentee und legt diese auf den Bauch der Frau, nebenher wird kräftig das Kreuzbein massiert. Das wäre doch eine Aufgabe für den werdenden Papa? Das Massieren des Kreuzbeins hilft auch während den starken und äußerst schmerzhaften Presswehen. Kamillentee wurde in früheren Zeiten übrigens auch oft gereicht, wenn die werdende Mutter über großen Durst klagte.

In manchen ländlichen Gebieten behalfen sich die Geburtshelferinnen lediglich mit Handtüchern, die sie zuvor in heißes Wasser getaucht hatten, um sie dann auf den Bauch der Gebärenden zu legen, wenn sich die Wehen als zu schwach erwiesen. Dazu servierten sie heißen, starken Kaffee, den die werdende Mutter in kleinen Schlucken trinken musste. Auch Schnaps hatte ehedem seine Berechtigung und wurde der Schwangeren eingeflößt, sowohl bei zu schwachen als auch bei sehr starken Wehen.

Im Kapitel über das Wochenbett lernen wir gleich im Anschluss die heilsame Anwendung bzw. die Zubereitung des Johanniskrautöls kennen. Doch nicht nur in der unmittelbaren Zeit nach der Geburt des Kindes kann dieses Heilöl helfen, Verspannungen zu lösen. Manche Landhebammen benutzten in früheren Tagen besagtes Öl, damit sich während des Geburtsvorgangs der Muttermund öffnete und sich gleichzeitig entspannte. Manche Schwangere ölten sich schon ab dem sechsten Schwangerschaftsmonat auf Anraten ihrer Hebammen den Bauch mit Johanniskrautöl ein.

Übrigens schwören manche Bäuerinnen noch heute auf herkömmliches Olivenöl, das großzügig in die straff gespannte Haut über dem Ungeborenen einmassiert wird, um spätere Dehnungsstreifen zu verhindern und um den Bauch und die darunterliegende Muskulatur für die Geburt geschmeidig zu halten. Auch in den Muttermund wurde auf manchem Hof – im Zuge einer damals allerorts üblichen Hausgeburt – leicht erwärmtes Olivenöl einmassiert, um ihn zum Öffnen zu animieren.

Als gebärmutterstimulierende bzw. geburtserleichternde Kräuter gelten Safran, Engelwurz, Petersilie, Beifuß, Rosmarin, Zimt, Ingwer, Fenchel und Dill. Letzterer wurde früher einfach unters Kopfkissen – oder unter die Laken – der werdenden Mutter gelegt, um die Geburt voranzubringen.

Heilkräuter zur Ablösung der Nachgeburt sind Meisterwurz und Ringelblume.

War der neue kleine Erdenbürger dann endlich auf der Welt und hatte laut seinen ersten Schrei getan, wurde er von der Hebamme gewaschen und versorgt. Nicht selten wickelte man dann den Säugling in lange Leinenbahnen, die in Bayern umgangssprachlich Fatschn genannt werden. Meine Großmutter erzählt mir heute noch mit einem leichten Schaudern, wie ihr damals winziger Sohn – mein Vater –, eingepackt wie ein Weihnachtspaket, an ihr Bett gebracht wurde. Nur der winzige Kopf des kleinen Kerls lugte oben heraus, die Arme fest an den Körper gebunden, die Beine ebenfalls umwickelt. Im ersten Schreck dachte meine Großmutter, dass ihr Kind weder Arme noch Beine hätte. Sie konnte sich jedoch recht schnell vom Gegenteil überzeugen. Heutzutage können Sie ein solches original Fatschnkinderl jedes Jahr um Weihnachten herum bewundern. In vielen Krippen liegt das kleine Jesuskind nämlich ebenso gewickelt wie einst mein Vater auf seinem kärglichen Strohbett.

Doch nicht nur die Neugeborenen wurden fest in Tücher gewickelt, auch ihre Mütter wurden nach der Geburt oft mit Handtüchern oder Stoffbahnen um den Bauch herum bandagiert. Heutzutage werden frischgebackene Mütter dazu angehalten, nach der Geburt speziell entwickelte Rückbildungsgymnastik zu praktizieren, somit erübrigt sich das Bandagieren des überdehnten Gewebes.

Wochenbett

Ist das nicht schrecklich? Da freut man sich monatelang auf den Nachwuchs, richtet das Kinderzimmer ein, schmökert sich durch ganze Stapel von Schwangerschafts- und Babyliteratur, hat den Partner dazu überredet, am Geburtsvorbereitungskurs teilzunehmen, und kann es kaum erwarten, den neuen Erdenbürger endlich in den Armen zu halten, und dann das: Depressionen im Kindbett. Alles ist zu viel, der liebevolle Bezug zum Baby fehlt und man könnte die ganze Zeit nur in seine Kissen heulen – verrückte Welt.

Diese Symptome sind ernst zu nehmen und einmal mehr sei an dieser Stelle darauf hingewiesen, dass dieses Buch professionelle Hilfe nicht ersetzen kann. Trotzdem möchte ich Ihnen vom einen oder anderen Tipp erzählen, den mir meine Bäuerinnen für den Fall einer depressiven Verstimmung nach der Geburt des Kindes mit auf den Weg gegeben haben.

Ganz besonders schön fand ich die Geschichte einer älteren Frau, die vier Mädchen das Leben geschenkt hat und die nach der Geburt des dritten Mädels in solch eine Wochenbettdepression gefallen ist. Barbara konnte es sich damals jedoch gar nicht leisten, im Bett zu bleiben, um ihren schrecklichen Gefühlen nachzugeben. Die Arbeit auf dem Hof konnte nicht liegen bleiben, ihre kleinen Kinder wollten versorgt werden und ihr Mann zählte ebenfalls auf sie. In ihrer Verzweiflung vertraute sie sich ihrer Nachbarin und besten Freundin an und diese versprach, ihr zu helfen. Jeden Tag nach dem Melken in der Früh kam sie nun mit einer Flasche Johanniskrautöl herüber zur Barbara auf den Hof und massierte ihr mit dem Öl sanft den Rücken. Dabei unterhielten sich die beiden Frauen über ihre Sorgen und

Nöte, tranken eine Tasse Kaffee miteinander und nach einigen Wochen hellte sich die Stimmung der jungen Mutter wieder auf.

Ich selbst bin schon lange davon überzeugt, dass Berührung und zwischenmenschlicher Kontakt – sei es körperlich oder seelisch – enorm wichtig sind, um im wahrsten Sinne des Wortes heil zu werden. Ich glaube, dass bei der guten Barbara nicht nur die zarte Massage zur Heilung beigetragen hat, sondern auch das fürsorgliche Dasein ihrer Nachbarin und Freundin.

Neben sanften Rückenmassagen mit Johanniskrautöl, dem natürlichen Antidepressivum schlechthin, unterstüt-

Johanniskrautöl

Um Johanniskrautöl herzustellen, benötigen Sie lediglich frisches Johanniskraut, das bevorzugt auf trockenen Böden, Böschungen und an Wegesrändern wächst, und 1 l bestes Olivenöl. Geben Sie einige Handvoll frischer Blüten in eine gut verschließbare, durchsichtige Flasche und gießen Sie mit dem Öl auf. Als Faustregel gilt: Die Hälfte der Flasche sollte gut mit Blüten gefüllt sein. Das Ganze muss nun ca. 5 Tage unverschlossen (!) an einem hellen und sonnigen Ort ziehen – dabei immer wieder umrühren oder kräftig schwenken. Anschließend wird die Flasche gut verschlossen und so lange wieder an einen hellen, sonnigen Ort gestellt, bis sich das Öl rot verfärbt hat. Erst dann wird das Kraut abgeseiht. Manche Bäuerinnen verschließen ihre Flaschen übrigens gleich und schütteln dann lediglich. Der Färbungsprozess kann zwischen 3 und 6 Wochen dauern.

zen auch noch andere Heilkräuter von Mutter Natur das Wohlbefinden der Wöchnerinnen. So weckt beispielsweise ein Tee, zu gleichen Teilen aus frischem Labkraut – das nicht von ungefähr auch auf den schönen Namen Frauenbettstroh hört –, Goldrute und Königskerze, die Lebensgeister und wirkt kräftigend nach dem Geburtsstress. Dem Labkraut sagt man im Allgemeinen übrigens eine harntreibende Wirkung nach und ehrlich gesagt habe ich auf die Frage, warum gerade dieses Heilkraut in einem Tee für Wöchnerinnen vorkommt, keine befriedigende Antwort gefunden. Allerdings erzählt die Legende, dass die Pflanze eine wohltätige Wirkung auf Geburt und Ehe hat. Bei der Goldrute gestaltet sich die Sache dann wieder etwas einfacher; sie wirkt sich überaus positiv auf die Wundheilung aus. Und die Königskerze galt schon zu Zeiten der heiligen Hildegard von Bingen als ein wirksames Heilmittel gegen ein »trauriges Herz«. Natürlich können Sie, wie bei allen Teerezepten in diesem Buch, anstatt frischer auch getrocknete Kräuter verwenden, das tut der Wirksamkeit keinen Abbruch!

Das tägliche Trinken von 1 bis 2 Tassen frisch aufgebrühtem Frauenmanteltee reguliert das körperliche und seelische Befinden der Mutter nach der Geburt und fördert die Wundheilung.

Stillen und Abstillen

Milchbildung

Tee zu gleichen Teilen aus Geißraute, Kreuzblume, Fenchel, Kümmel und Basilikumblättern fördert bei stillenden Müttern den Milchfluss.

Die Kreuzblume wurde in früheren Zeiten oft Kühen zugefüttert, um die Milchproduktion zu steigern. Und manche Mütter badeten ihre unruhigen Kinder in einem Absud aus frischen Kreuzblumen, damit diese wieder zurück zu ihrer inneren Mitte fanden.

Ebenfalls sehr milchfördernd gilt ein Teegemisch zu je gleichen Teilen aus gequetschten Anis-, Fenchel-, Kümmel-, Koriander- und Dillsamen.

Oder Sie brauen sich einen frischen Tee, der, ebenfalls zu gleichen Teilen, aus Brennnessel, Majoran und Madaun, dem sogenannten Mutterkraut, besteht. Der Name Madaun kommt aus dem Österreichischen; hierzulande nennt man diese krautige Pflanze, die vor allem in den Bergregionen heimisch ist, auch Meisterwurz.

Übrigens, die oben genannte Geißraute, auch unter dem

Namen Geißklee bekannt, vermehrt nicht nur die Milch, sie verbessert sie angeblich sogar in ihrer Qualität. Zudem wirkt Geißklee beruhigend auf den Säugling.

Doch nicht nur Tee aus verschiedenen Kräutern oder Samen wirkt milchbildend, auch der regelmäßige Verzehr von Gerste, die in Milch zu Mus gekocht wird, regt die Milchbildung an – sehr zur Freude Ihres Babys.

Versiegt die Milch bei stillenden Müttern zu früh, während das Kind also noch nicht entwöhnt ist, hat sich schlichter Lindenblütentee – 2 Tassen in kleinen Schlucken über den ganzen Tag verteilt getrunken – bewährt. Zudem wurde den Frauen in früheren Zeiten der Rat gegeben, immer nur eine Brust pro Stillvorgang dem Säugling anzubieten.

Milchstau

Staut sich die Milch in der Brust, was im ungünstigsten Fall eine Brustentzündung, die auch mit hohem Fieber einhergehen kann, zur Folge hat, dann empfiehlt sich der folgende Umschlag aus Bockshornklee.

Bockshornkleeumschlag
Samen des Bockshornklees – ca. 1 bis 2 EL – werden in einen Mörser gegeben und zu einem Pulver zerrieben. Eine noch höhere Wirkung entfaltet der Bockshornklee, wenn Sie die Samen vorher kurz in einer trockenen Pfanne anrösten. Sie werden feststellen, dass das Mahlen der Kleesaat gar nicht so einfach ist, denn die Samen sind

ausgesprochen hart. Ist es aber dann doch geschafft, wird das Pulver mit Olivenöl vermengt, das vorher in einem Topf auf dem Herd leicht erhitzt wurde. Das Ganze sollte die Konsistenz eines dicken Breis haben, also nicht allzu viel Olivenöl verwenden. Nun die Masse auf die befallene Brust streichen und mit einem sauberen Tuch bedecken. Ca. 30 Minuten einziehen lassen.

Dem Bockshornklee wird eine fiebersenkende Wirkung nachgesagt. Zudem kennt man die Pflanze bereits seit dem Mittelalter als Heilmittel unter anderem gegen Brust- und Lebererkrankungen und als wirksamen Helfer gegen lästige Hämorrhoiden. Seinen Namen hat der Bockshornklee übrigens, weil die Form seiner Samen an kleine Ziegenbockhörner erinnert.

Abstillen

Werden nach der Entwöhnung die Brüste hart und empfindlich – meist begleitet von Schmerzen, die sich wie Stiche anfühlen –, dann empfiehlt sich ein Lehmwickel. Lehm war in früheren Zeiten, vor allem auf dem Land, ein weitverbreitetes und hoch geschätztes Heilmittel. Viele Bauernhöfe unterhielten eigene Lehmgruben hinter ihren Ställen. Sei es zur Herstellung von Geschirr, für Ausbesserungen am Gemäuer oder, wie eben erwähnt, zu Heilzwecken.

Lehmwickel

Für unseren Brustwickel brauchen wir also eine Handvoll von besagtem Lehm, etwas Wasser und saubere Leintücher – einfache Küchentücher tun es natürlich auch. Noch wirksamer soll das Ganze sein, wenn Sie ein paar Tropfen Rosenwasser untermischen. Lehm und Wasser werden zusammen mit dem Rosenwasser vermengt, bis eine salbenartige Paste entsteht. Diese Paste reiben Sie 3 x täglich auf die schmerzenden Brüste und decken sie mit den sauberen Tüchern ab. Lehm zieht Hitze und Härte aus dem Gewebe. Besonders wichtig ist es, dass Sie den Lehm für jeden Wickel neu anrühren und den alten entsorgen, denn dieser ist nun quasi vollgesogen mit der Krankheit. Das Gleiche gilt für die Stofftücher: Ab damit in die Wäsche und für den nächsten Wickel frische verwenden.

Heilpflanzen
für Frauen

Traditionelle Heilkräuter, die besonders uns Frauen guttun, finden sich oft auf dem Land im alljährlichen Kräuterbuschen, der einem alten Brauch nach am 15. August, also am Tag der Himmelfahrt Mariens, der auch der »Große Frauentag« genannt wird, in den Gotteshäusern geweiht wird. Glaube und Heilung sind hier, wie so oft, untrennbar miteinander verwoben. In vielen bayerischen Gemeinden, in denen die Kirchen der Gottesmutter geweiht sind, finden zum Fest der Aufnahme Mariens in den Himmel Lichterprozessionen und festliche Patroziniumsgottesdienste statt. Dazu gehören auch so bekannte Wallfahrtsstätten wie Altötting, Ettal und Birkenstein.

Der eingangs erwähnte Kräuterbuschen, der an Mariä Himmelfahrt zur Weihe an den Altar getragen wird, beinhaltet je nach Region verschiedene Heilkräuter. Allgemein üblich sind jedoch meist Salbei, Thymian, Johanniskraut, Minze, Beifuß, Kamille, Arnika, Wermut und Tausendgüldenkraut. Manche von ihnen sind tatsächlich hochwirksame Frauenkräuter, wie wir später noch feststellen werden.

Auch der Brauch, um die Sommersonnwende (21./24. Juni) herum Kräuter zu sammeln und sie zu Sträußen oder Kränzen zu binden, um sie dann weihen zu lassen, ist uralt und lässt sich sogar bis in die vorchristliche Zeit zurückverfolgen. Nach der Weihe werden die Buschen heute noch mancherorts getrocknet und meist im Herrgottswinkel kopfüber aufgehängt. So aufbewahrt, dienen sie das ganze Jahr über als Hausapotheke.

Kräuter aus dem Kräuterbuschen können jedoch nicht nur eingenommen, sondern auch verräuchert werden. Zieht zum Beispiel ein schweres Gewitter auf, dann ist es ratsam, getrocknete Königskerze auf dem Herd zu verräuchern. Die Königskerze, auch Marienkerze genannt, ragt traditionell aus der Mitte des geweihten Straußes vom 15. August hervor; sie symbolisiert das Himmelszepter der Muttergottes.

Doch schon bevor die Heilige Jungfrau im Zuge der Christianisierung zu Ehren kam, erzählte man sich mystische Geschichten rund um die imposante Königskerze. So sollen einer uralten Sage nach in rauer Vorzeit zierliche Elfen des Nachts bei Mondenschein um die Königskerze Ringeltänze aufgeführt haben, um den göttlichen Kräften der Natur zu huldigen. Es geht sogar das Gerücht, dass sie dieses Ritual bis heute beibehalten haben. Übrigens, einem alten Glauben nach soll die Königskerze ihren Duft verlieren, wenn sich ihr ein Leichenzug nähert.

Natürlich gibt es weitaus mehr Kräuter und Pflanzen, die den weiblichen Körper heilen, nähren und schützen können, als die traditionellen 9, die jedes Jahr zum Buschen gebunden werden. Im Nachfolgenden finden Sie eine Auflistung der wichtigsten Heilpflanzen für Frauen, die heute noch von vielen Bäuerinnen auf dem Land verwendet werden. Übrigens ist die Zahl 9 natürlich magisch. Sie wurde in vorchristlichen Zeiten symbolisch den Vegetationskräften zugeordnet. Als das Christentum bei uns Einzug hielt, gesellte sich die 7 zu den magischen Zahlen hinzu. Sie versinnbildlicht die sogenannten »sieben Planetenkräfte«, und so bestehen in manchen Regionen die Kräuterbuschen nicht aus 9, sondern aus 7 oder gar 77 verschiedenen Kräutern.

Zum Schluss noch etwas Wichtiges für alle jene unter Ihnen, die sich nach der Lektüre dieses Kapitels selbst zum Kräutersammeln aufmachen wollen: Die Zeit zwischen Mariä Himmelfahrt (15. August) und Mariä Geburt (8. September) oder Mariä Namen (12. September) wird in manchen Gegenden Bayerns – und vermutlich nicht nur dort – heute noch »Frauendreißiger« genannt. Während des »Frauendreißigers« galten schon bei den Germanen die Kräuter als besonders heilkräftig. Die Bezeichnung »Frauendreißiger« ist übrigens auch eine Erfindung der Germanen, das vermuten jedenfalls die Historiker. Unsere Vorfahren fasteten nämlich nach der Ernte, die Mitte August begann, 30 Tage lang und die Frauen gingen während dieser Zeit in die Natur, um Heilpflanzen für den Winter zu sammeln.

Besondere Frauenkräuter von A bis Z

Die nun folgende Auflistung von Frauenkräutern ist im Grunde ein unvollständiger Auszug aus den Kräutern und Heilpflanzen, die Sie in diesem Buch in den jeweiligen Kapiteln vorfinden. Hier können Sie sich noch einmal einen Überblick über besondere Heilkräuter und Heilpflanzen der Frauenheilkunde verschaffen, mit dem Wissen, dass meine Frauen vom Land noch bedeutend mehr in petto hatten, was diese ja auf den vorangegangenen Seiten bereits eindrucksvoll unter Beweis stellten. Manche der folgenden Kräuter und Pflanzen werden fast ausschließlich zu Ritualzwecken verwendet, andere wiederum, wie zum Beispiel der Basilikum, wurden von meinen Sennerinnen, Bäuerinnen oder Kräuterexpertinnen zwar kurz erwähnt, ein passendes Rezept dazu hatte jedoch keine von ihnen zur Hand. Was Sie nun also auf den folgenden Seiten vorfinden werden, ist eine bunte Mischung von Pflanzen, Kräutern und sogar Früchten, eben ein »Kräuterbuschen« der ganz besonderen Art, extra für Sie zusammengestellt.

Basilikum

Die meisten von uns kennen den Basilikum nur noch als Küchengewürz im schmucken Terrakottatöpfchen auf dem Fensterbrett. Doch bereits in mittelalterlichen Klostergärten wurde diese herb schmeckende Pflanze als Heilkraut angepflanzt. Von da war es nur noch ein kleiner Sprung in die Bauerngärten, denn viele einfache Bauern und Bäuerinnen, die damals in gesundheitlichen Dingen bei den Mönchen um Rat fragten, nahmen sich an den Klostergärten ein Beispiel und begannen, zu Hause selbst Heilkräuter anzupflanzen. So wuchsen bald Rosmarin, Salbei und Thymian – und eben auch der Basilikum – einträchtig neben Kapuzinerkresse und Stockrosen in den Gärten der Bauern. Tee aus Basilikumblättern wurde auf Anraten der Hebammen den stillenden Müttern zur Milchbildung verabreicht. Und auch bei Menstruationsbeschwerden hat sich Basilikum bewährt: Die ätherischen Öle wirken unter anderem entkrampfend auf die Gebärmutter.

Beifuß

Beifuß wird wegen seiner mannigfaltigen Anwendungsmöglichkeiten in der Frauenheilkunde auch Frauenwurz genannt. Schon den Germanen war seine Wirkung geläufig, sie benutzten ihn zu Zwecken der Zauberei und zum Würzen ihrer Speisen. Damals weihte man die Pflanze der Göttin Freya und setzte sie als Mittel zur Förderung einer schwachen oder verzögerten Menstruation ein. Heilkundige Menschen wussten zudem, dass der Beifuß auch den Eisprung fördert, stimmungsaufhellend wirkt, bei vaginalem Ausfluss hilft und die Empfängnisbereitschaft steigert. Außerdem kannte man den Beifuß als Abtreibungskraut bis in das späte Mittelalter hinein und auch heute sollten Schwangere den Beifuß wegen seiner wehenfördernden Wirkung tunlichst meiden. Bei schweren Geburten wurde Beifuß allerdings immer schon von den Hebammen eingesetzt, denn das silbrig schimmernde Kraut erleichtert und unterstützt die Geburt. Es gilt somit als »Schutzkraut für Gebärende«. In früheren Zeiten gürteten sich die Frauen zur Sommersonnwende Beifuß um die Hüften, um damit um die großen Sonnwendfeuer zu tanzen. Anschließend wurden diese geflochtenen Gürtel den Flammen übergeben, um der darin wohnenden Göttin des Feuers zu huldigen. Einem uralten Glauben nach stärkt der Beifuß das weibliche Element. Traditionell wird der Beifuß zu Beginn der Blütezeit gesammelt, also im Juli. Seine Fähigkeit, den weiblichen Körper zu unterstützen, entwickelt er besonders dann, wenn man die oberen Zweigspitzen – mitsamt den Blüten und Knospen – im Zeichen der Jungfrau erntet.

Dost

Bereits im Mittelalter kannte man den Dost – auch Wilder Majoran, Wohlgemut oder Bergminze genannt – als Heilpflanze. Er gilt bis heute unter anderem als krampflösend, harntreibend und schweißfördernd. Hebammen setzten ihn damals bevorzugt zur Geburtsbeschleunigung ein. Auch als Mittel gegen lästige Hämorrhoiden war der Dost einst hoch angesehen; und der Name Wohlgemut weist heute noch auf seine heilsamen Kräfte gegen schlechte Laune, Depressionen und seelischen Kummer aller Art hin. Am meisten schätzten die Menschen des Mittelalters allerdings die hübsche, hochgewachsene Pflanze mit ihren purpurnen Blüten als magische Abwehr gegen Hexen und Dämonen.

Wilder Majoran wurde damals in den Gotteshäusern geweiht, zu Hause auf dem Herd verräuchert und dem Vieh unters Futter gemischt: all dies, um den Satan mit seinem unheimlichen Gefolge abzuhalten. Noch heute finden sich in manchen Brautsträußen auf dem Land, zwischen weißen Rosen und edlen Lilien, manchmal ein paar Stängel des hübschen Lippenblütlers, um die Braut – und natürlich ihren Bräutigam! – vor bösen Mächten zu schützen.

Eisenkraut

Auch dem Eisenkraut, das unter anderem auf den wunderschönen Namen Venusträne oder Verbene hört, werden uralte, magische Kräfte zugesprochen. Bereits in der Antike wurde das auf den ersten Blick eher unscheinbare Kraut mit den zartrosa Blüten für Liebes-, Schutz- und Abwehrzauber benutzt. Schwangere trugen bis ins späte Mittelalter hinein zum Schutz des Ungeborenen Amulette aus Eisenkraut um den Hals. Und noch die greise Bäuerin aus der Nachbarschaft in dem Dorf, in dem ich aufgewachsen bin, riet jungen Müttern, unter die Kopfkissen ihrer Neugeborenen frisches Eisenkraut zu legen oder die Kinderzimmer wenigstens ab und zu mit Eisenkraut auszuräuchern. Inwendig angewandt, fördert Eisenkraut die Milchbildung und wirkt stimulierend auf die Gebärmutter. Dies wussten schon die Hebammen und Kräuterfrauen des Mittelalters und setzten die Verbena officinalis erfolgreich bei Niederkünften ein.

Fenchel

Genau wie sein Vorgänger, das Eisenkraut, ist auch der Fenchel bereits seit der Antike ein bekanntes Heilmittel. Im Mittelalter avancierte der Fenchel gar zum Hexenkraut, weil kundige Frauen die Blütendolden angeblich zu Liebesträken verkochten. Abgesehen davon eilt dem Fenchel bis heute der Ruf eines hochwirksamen Mittels für Frauen während und nach der Geburt voraus. Hebammen und pflanzenkundige Frauen setzten bereits im frühen Mittelalter Fenchelsamen als wehenförderndes Mittel bei Geburten ein. Nach der Ankunft des neuen Erdenbürgers half – und hilft bis heute – Tee aus Fenchelsamen bei der Milchbildung. Die zudem entkrampfende Eigenschaft des Fenchels kommt auch dem Säugling an der Mutterbrust zugute, dem so die ein oder andere schmerzhafte Blähung erspart wird. Übrigens soll der Fenchel eine der Lieblingspflanzen der heiligen Hildegard von Bingen (1098–1179) gewesen sein. Die Gute kam regelrecht ins Schwärmen über die hohe Wirksamkeit der geschmackvollen Knolle und vor allem ihrer würzigen Samen. Sie sprach dem Doldengewächs gar eine stimmungsaufhellende Wirkung zu.

Frauenmantel

Auch unter den vielsagenden Namen Mutterkraut, Tau- oder Marienmantel, Weiberkittel, Allfrauenheil und Alchemilla ist der Frauenmantel im Volksmund bekannt. Für mich gibt es kaum einen schöneren Anblick als den Sonnenaufgang auf dem Almboden meiner Schwester. Ich sitze dann leicht fröstelnd ob der frühen Stunde, mit einer dampfenden Tasse Kaffee in meinen Händen, auf der Holzbank vor der Hütte und schaue zu, wie sich das goldene Licht der aufgehenden Sonne in den glitzernden Tröpfchen des Frauenmantels, der hier oben in Massen wächst, spiegelt. Meist stehe ich dann spontan auf und laufe barfuß auf die nasse Wiese, um mir diese schimmernde Pracht näher anzusehen und die frische Feuchtigkeit unter meinen Fußsohlen zu spüren. Diesen kleinen Wassertröpfchen, die von der Pflanze an den Blatträndern quasi ausgeschieden werden, um sich dann in der Mitte des Blattes, vermengt mit Tau- oder Regentropfen, zu einem großen Tropfen zu vereinigen, wird seit jeher nicht nur eine große Heilkraft nachgesagt. In früheren Zeiten glaubte man tatsächlich, dass sich aus dieser Flüssigkeit Gold gewinnen ließe. Und so mühte sich so mancher Alchemist des Altertums vergeblich damit ab, das sogenannte »himmlische Wasser« in kostbares Edelmetall zu verwandeln. Der Name Alchemilla zeugt wohl noch von diesen mühevollen Versuchen. Hildegard von Bingen, unsere heilkundige Heilige mit dem direkten Draht zum Herrgott, erwähnte den Frauenmantel als Heilmittel gegen eine bestimmte Art von Geschwüren im Halsbereich und als wirksames Verhütungsmittel – eine sehr interessante Kombination, nicht wahr? Hildegard war fest davon überzeugt, dass sich durch die Verwendung von Frauenmantel die weiblichen Geschlechtsorgane so zusammenziehen würden, dass die Frauen wieder wie Jungfrauen seien. Mit Sicherheit gab es aber damals auch andere heilkundige Frauen, die um die große Heilkraft des Frauenmantels wussten. So rieten Hebammen bereits im Mittelalter ihren Frauen zum Frauenmantel, beispielsweise bei Menstruationsbeschwerden – vor allem bei starken Blutungen und Periodenschmerzen –, zur Milchförderung während der Stillzeit oder bei Weißfluss. Und noch vor einigen Jahren verwendeten manche Landhebammen Frauenmantel – meist in Form von Tee – zur Geburtsvorbereitung. Mittlerweile sind ganze Bücher über den Frauenmantel erschienen und in der bäuerlichen Frauenheilkunde genießt der Weiberkittel nach wie vor hohes Ansehen.

Gänsefingerkraut

Das Gänsefingerkraut, auch Krampfkraut genannt, ist, was seine Standortbedingungen angeht, äußerst anspruchslos. Man findet diese kleine, gelb blühende Pflanze aus der großen Familie der Rosengewächse nicht selten sogar entlang von stark befahrenen Straßen und Autobahnen, an viel begangenen Wegen und auf spärlich begrünten Parkplätzen. Das Gänsefingerkraut ist eine sogenannte Trittpflanze und wächst infolgedessen überall dort, wo sich Menschen und Tiere gerne aufhalten. Heilkundige Frauen kennen den Tee aus den getrockneten Blättern dieser Pflanze – geerntet wird vorzugsweise während der Blütezeit zwischen Mai und August – als zuverlässigen Helfer gegen Periodenschmerzen und Unterleibskrämpfe. Gänsefingerkraut hilft gegen Hämorrhoiden und Ausfluss und wirkt allgemein beruhigend. Eine alte Bäuerin aus meinem Heimatdorf empfahl mir, bei Menstruationsbeschwerden das frische Kraut in Milch aufzukochen, dann 2 bis 3 Minuten sanft köcheln zu lassen, um es anschließend abzuseihen – etwa 1 Handvoll Blätter in ¼ l Milch. Die Kräutermilch muss danach auf Zimmertemperatur abkühlen und wird dann in kleinen Schlucken getrunken. Eine Tasse dieses wohlschmeckenden Gebräus vor dem Schlafengehen, vielleicht mit etwas Honig gesüßt, hilft, den Tag loszulassen, um sanft in die Welt der Träume hinüberzugleiten.

Übrigens, neben der Heilkraft der oberirdischen Blätter schlummern in der Wurzel des Gänsefingerkrauts sogar magische Fähigkeiten. Wird diese nämlich zur Sommersonnwende ausgegraben und anschließend getrocknet als Amulett über dem Herzen getragen, so gewinnt man die ersehnte Liebe eines Menschen. Die Wurzeln werden traditionell im Frühjahr oder im Herbst gesammelt.

Haselnuss

Anders als der Fenchel, der, wie wir bereits wissen, in der Gunst der heiligen Hildegard ganz oben stand, rangierte die Haselnuss auf der Prioritätenliste der heilkundigen Heiligen eher auf den unteren Rängen. Der sommergrüne Strauch aus der Familie der Birkengewächse ist – samt seinen Früchten – laut Hildegard zu Heilzwecken absolut untauglich. Noch dazu galt er in den Augen der frommen Nonne als Sinnbild der Wollust und so etwas kann eine Braut Christi ja nun wirklich nicht gebrauchen. Tatsächlich gilt die Haselnuss schon von alters her als Symbol für Sexualität und Fruchtbarkeit. Doch das ist noch längst nicht alles! Der Haselnussstrauch stand in früherer Zeit als Sinnbild für Lebendigkeit und für die Unsterblichkeit. Haselnusszweige vertreiben angeblich auch heute noch Hexen und böse Geister, bringen Glück und sind ein Zeichen des Friedens. Insofern hat unsere liebe Hildegard also doch noch recht behalten: Als Heilmittel taugt die gute, alte Haselnuss eher nicht, sieht man mal von den wertvollen Inhaltsstoffen der Nüsse ab. Ihre magischen Fähigkeiten jedoch gelten bis in unsere moderne Neuzeit hinein in manchen Kreisen als unangefochten.

Johanniskraut

Auch Sonnenkraut, Herrgottswundkraut und Teufelsflucht genannt. Das Johanniskraut ist ein klassisches Sonnwendkraut, das schon die Menschen des Altertums als Heilpflanze kannten und das auch heute noch traditionell zur Sommersonnwende, um den 21. Juni herum, geerntet wird. Johanniskraut verwendeten die Menschen in früheren Zeiten auch für ihre rituellen Tänze rund um das hoch lodernde Sonnwendfeuer. Die Frauen gürteten es sich – genau wie beispielsweise den Beifuß – in langen geflochtenen Bändern um die Hüften oder bekränzten sich damit ihre Köpfe. Wie so vielem, was der aufstrebenden Kirche im Mittelalter nicht ganz geheuer vorkam, wurde auch diesem Ritual der Garaus gemacht. Die bis dato wohl oft auch als »Teufelsbanner« bekannte Pflanze wurde in Johanniskraut umbenannt. Frei nach dem heiligen Märtyrer Johannes, dessen Kirchentag auch heute noch alljährlich am 24. Juni gefeiert wird. Der rote bis dunkelviolette Saft, der beim Zerreiben der gelben Blüten hervortritt, wurde symbolisch dem unter grausamen Qualen vergossenen Blut dieses Heiligen zugeordnet. Man verwendete ihn aber auch als Liebesorakel: Je röter der Saft, desto größer das Liebesglück. Davor galt diese Pflanze als Abwehrkraut gegen Dämonen: Selbst Satan, dieser mächtige und gehörnte Fürst aus den Tiefen der Unterwelt, hatte gegen das liebliche Kraut mit seinen unschuldig leuchtenden Blüten samt den zarten schwarzen Sprenkeln angeblich keine Chance. Johanniskraut wächst bevorzugt auf kalkhaltigem Boden, auf Wiesen, an Wegrändern und auf Hügeln. Am bekanntesten ist wohl seine Wirkung als natürliches Antidepressivum, weswegen es im Rahmen von Wochenbettdepressionen oder Verstimmungen während der Zeit des Wechsels eingesetzt wird. Es kann zur Stimmungsaufhellung sowohl verräuchert, als Tee getrunken oder aber als Öl in die Haut einmassiert werden. Zudem wirkt Johanniskraut krampflösend und schmerzstillend. Es hilft, den weiblichen Zyklus zu regulieren, und ist ein beliebtes bäuerliches Heilmittel bei Blasenentzündungen. Manche Bauern hängen übrigens auch heutzutage noch Johanniskraut in ihre Ställe, um das Vieh gegen die berühmt-berüchtigte Stallhexe zu schützen – auch wenn manche Nachbarn im Dorf über solch einen »Aberglauben« schmunzeln.

Kamille

Auch unter den Namen Frauenblume und Mägdeblume bekannt. Die Kamille ist eine typische Ackerpflanze und wächst oft wild zwischen Getreideähren und anderen angebauten Pflanzen; sie liebt kalkarmen Boden. Auch an viel begangenen Wegen ist die Gemeine Feldkamille, so ihre korrekte Fachbezeichnung, zu finden, denn sie zählt zu den sogenannten Trittpflanzen. Das sind Pflanzen, die die unmittelbare Nähe von Mensch und Tier brauchen, um gut gedeihen zu können. Die Kamille ist eine der ältesten und bekanntesten Heilpflanzen überhaupt. Bereits die alten Ägypter kannten dieses so charakteristisch duftende Kraut als heilsames Mittel gegen viele Krankheiten. Und noch heute kennt wohl jedes Kind Kamillentee gegen Bauchweh oder ein Kamillendampfbad bei Schnupfen und Erkältung. Doch auch in der Frauenheilkunde hat sich dieser anmutige Korbblütler verdient gemacht. Mittelalterliche Mönche und Nonnen wussten beispielsweise schon damals um die heilkräftige Wirkung der Kamille bei Menstruationsbeschwerden – vor allem bei zu spät einsetzender Periode –, Weißfluss und allgemeinen Unterleibserkrankungen. Viele Hebammen raten heute noch stillenden Müttern zu Kamillentee, um den Milchfluss anzuregen.

Labkraut

Auch Mariabettstroh und Frauenbettstroh genannt. Um das Labkraut rankt sich eine wunderbare Legende, die der Pflanze mit den zitronengelben, nach Honig duftenden Blütenrispen unter anderem den Namen Mariabettstroh beschert hat. Demnach bettete sich Maria, als ihre Zeit gekommen war und der Heiland sich anschickte, den schützenden Mutterleib zu verlassen, im Stall zu Bethlehem nicht auf gewöhnliches Stroh, sondern auf getrockneten Farn – auch ein uraltes Heilmittel der Bauern – und dürres Labkraut. Just in dem Moment, als der kleine Jesus seinen ersten Schrei in die Heilige Nacht hinausposaunte, begann das Labkraut zu blühen und seinen wunderbaren Duft zu verströmen.

Noch heute gilt das Kraut bei weisen Kräuterfrauen als Garant für eine gute Ehe und eine komplikationslose Geburt. Es kann als Amulett getragen, unters Kopfkissen gelegt oder auch verräuchert werden. Und schon in Zeiten, als man noch gar nicht ahnte, wer da mal in einem schäbigen Stall das Licht der Welt erblicken würde, war man sich der magischen Kräfte dieser Pflanze bewusst. So weihten zum Beispiel die Germanen das Labkraut Freya, ihrer Göttin der Liebe und der Fruchtbarkeit. Heute weiß man zudem, dass Labkraut harntreibend wirkt und das Labferment, das es enthält – daher der Name –, zur Käseherstellung verwendet werden kann.

Melisse

Auch Zitronenmelisse oder Frauenkraut genannt. Die heilige Hildegard von Bingen gab der wunderbar frisch duftenden Melisse die Bezeichnung »Bienenauge« und setzte sie unter anderem bei Nervosität und Kopfschmerzen ein, woran sie übrigens selbst gelegentlich furchtbar zu leiden hatte. Heute geht man davon aus, dass die berühmte Heilige eine klassische Migränepatientin gewesen ist und viele ihrer Visionen auf diese Krankheit zurückzuführen sind. Vielleicht hätte ihr in dieser Hinsicht ab und zu ein Stamperl Melissengeist geholfen, den man sich ja auch wunderbar in die pochenden Schläfen einmassieren kann. Der Melissengeist wurde allerdings von Mitgliedern des Karmeliterordens erst lange nach dem Ableben der guten Hildegard erfunden, sodass diese sich anderweitig behelfen musste. Zur Herstellung desselbigen wurde allerdings hauptsächlich das ätherische Öl einer indischen Grasart verwendet, das der Melisse sehr ähnlich ist. Das Extrakt der Zitronenmelisse selbst wurde nur in geringer Dosierung dazugegeben.

Heutzutage wird Melisse fast ausschließlich kultiviert und vermehrt sich rasend schnell. Kräuterkundige ernten die Blätter bevorzugt im Juni und im Juli, kurz vor der Blüte und jeweils ausschließlich am Nachmittag, denn da entfaltet sie ihre Heilkraft am stärksten. Hildegard von Bingen riet den Menschen übrigens zu Melissentee vor dem Schlafengehen, um gute Träume herbeizurufen, und war fest davon überzeugt, dass aufs Herz gelegte Melissenblätter Liebeskummer heilen konnten. Überhaupt ist diese Pflanze aus der Familie der Lippenblütler eine ganz große Könnerin in Sachen Frauenheilkunde und wurde im Mittelalter sogar per Erlass in den Klostergärten angebaut. Melisse wirkt gegen Milchstau, bei Periodenkrämpfen, gegen Wechseljahrsbeschwerden und bei Unterleibserkrankungen aller Art. In früheren Zeiten mischten Bauern Melissenblätter unter das Futter ihres Viehs, um die Milchproduktion zu fördern.

Ringelblume

Goldblume, Studentenblume, Ringelrose und auch Totenblume wird diese klassische Bewohnerin des traditionellen Bauerngartens genannt. Vor allem in Lateinamerika ist die hübsche Ringelblume fester Bestandteil einer jeden Beerdigung, dort symbolisiert sie mit ihren sonnigen Farben die Auferstehung im Licht. Ihr meist dunkelgelber Blütenkopf öffnet sich bei Sonnenaufgang und schließt sich wieder bei Einsetzen der abendlichen Dämmerung. Die Blüten entfalten ihre größte Heilkraft, wenn sie zwischen Anfang Juni und Ende August gesammelt werden. In unseren Breitengraden hielt die Ringelblume im frühen Mittelalter Einzug. Sie kam vermutlich mit Pilgern oder anderen Reisenden aus Südeuropa und wurde schnell in den hiesigen Klostergärten heimisch. Dort schätzte man sie vor allem als hervorragendes Wundheilmittel. Noch heute stellen manche Bäuerinnen ihre Wundsalben mithilfe von gewöhnlichem Schweineschmalz und dem frischem Blütensaft selbst her – genau wie damals die Mönche in ihren Klöstern. Doch die Ringelblume hat sich im Laufe der Jahrhunderte vom einfachen Heilmittel bei schlecht heilenden Wunden zu einem wahren Tausendsassa der Pflanzenheilkunde entwickelt, vor allem in Hinsicht auf uns Frauen. So hilft sie zum Beispiel bei Menstruations- und Wechseljahrsbeschwerden, bei Verstopfung und unreiner Haut, sie heilt wunde Brustwarzen, fördert den Eisprung und wirkt überhaupt regulierend auf den Zyklus der Frau. Nebenher dienen die Blütenblätter der Ringelblume als Liebesorakel, ähnlich wie die der Margerite: »Er liebt mich, er liebt mich nicht ...« Das Öffnen und Schließen des Blütenkelchs nutzen zudem manch aufmerksame Bauern noch heute als verlässliche Wettervorhersage. Zu guter Letzt beschert eine Paste, bestehend aus getrockneten Sommerblüten – allen voran die Ringelblume –, Honig und Essig, jungen Frauen zauberhafte Träume. Wird diese Paste nämlich vor dem Schlafengehen auf den Körper aufgetragen, so träumt man in der Nacht von seinem zukünftigen Ehemann.

Rose

Die Rose, unangefochtene Königin unter den Blumen, hat auch einen angestammten Platz auf der Liste der Heilpflanzen. Zwar kennt man sie bereits seit dem frühen Mittelalter hierzulande als Zierpflanze, zunächst gedieh sie jedoch hauptsächlich zu Heilzwecken in den Klostergärten des Landes. Erst viel später hielt sie dann auch Einzug in die Gärten des gemeinen Volkes. Schon Hildegard von Bingen erwähnte die Rose in ihren Schriften und pries sie nicht nur als Heilpflanze, sondern auch als ein Symbol der Liebe und der Freude. Lange bevor aber diese große, von manchen unter uns heute noch zutiefst verehrte Heilige das Licht der Welt erblickte, weihte man die Rose bereits den Göttern. So kamen in der Antike nicht nur Aphrodite, Eros und Dionysos in den Genuss, dass ihnen Rosenblätter zu Füßen gelegt wurden, auch die Germanen opferten in späterer Zeit herrliche Rosensträuße ihrer »Großen Mutter« Freya. Doch die Rose gilt nicht nur als Sinnbild für Schönheit und Sinnlichkeit, sie verkörpert auch symbolisch Schmerz und Tod. So weist auch heute noch in manchen Gegenden des Allgäus die Bezeichnung Rosengarten auf einen Friedhof hin. Mit dem Aufkommen der Marienverehrung, der »Großen Mutter« des Christentums, wurde die Rose ein wichtiges Zeichen des sogenannten »Neuen Glaubens«. So hält auf vielen Abbildungen die Jungfrau Maria anmutig eine dornenlose Rose in ihren zarten Händen. Sie soll die aufsteigende Morgenröte symbolisieren, seit jeher ein kraftvolles Sinnbild des christlichen Glaubens.

Umschläge aus Rosenblättern haben auch eine schmerzlindernde Wirkung auf die Haut und beschleunigen die Wundheilung. Tee aus Rosenblättern ist ein zuverlässiges Heilmittel gegen Durchfall und Erkältungskrankheiten, und Tee aus den Hagebuttenschalen der Heckenrose wirkt harntreibend und leicht abführend. Rosenöl und -wasser fördern die Sinnlichkeit, wirken erfrischend und wärmend auf der Haut und betören durch ihren einzigartigen Duft nicht nur die Männerwelt. Muss ich noch deutlicher werden, meine Damen?

Rosmarin

Dem Rosmarin werden seit jeher große magische Kräfte zugeschrieben. So stecken sich Senner und Sennerinnen zum Almabtrieb nach einem erfolgreichen Almsommer traditionell frische Rosmarinzweiglein an den Hut oder an die Bluse, um böse Geister und vor allem Schabernack treibende Hexen, die das Vieh beim Abstieg erschrecken könnten, zu vertreiben. Besagte Hexen besuchen auch besonders gerne Hochzeiten, um gleich zu Beginn der Ehe, vielleicht aus Neid und Eifersucht, Zwietracht zu säen. Aus diesem Grund trägt auf traditionellen Bauernhochzeiten heute noch die gesamte Gesellschaft, einschließlich Hochzeitslader und Brautpaar, ein kleines Rosmarinzweiglein am Revers oder im Brautstrauß. Zudem war dieses wunderbar duftende Gehölz einst Aphrodite, der Göttin der Liebe, geweiht. Und so gilt die Pflanze auch heute noch als fruchbarkeitsfördernd und beflügelt einem alten Glauben nach das Lachen und die Lebendigkeit. So steht einem rauschenden Fest wohl nichts mehr im Wege. Kundige Frauen nutzten übrigens getrockneten Rosmarin früher schon als Liebeszauber, indem sie ihn beispielsweise auf der Herdplatte oder im offenen Feuer verräucherten und dabei ganz fest an den Auserwählten dachten, um diesen für sich zu gewinnen. Rosmarin darf, wie der nachstehende Salbei, auf keinen Fall während einer Schwangerschaft zu sich genommen werden. Generell sollten Sie Rosmarin nicht zu hoch dosieren: 2 Tassen Rosmarintee pro Tag dürfen beispielsweise nicht überstiegen werden. Tee aus Rosmarinblättern wirkt hervorragend bei Menstruations- und Wechselbeschwerden sowie gegen Weißfluss und bei Kreislaufschwäche.

Salbei

Wussten Sie, dass der Salbei – übrigens genau wie der Rosmarin – nur in jenen Gärten gut gedeiht, wo die Frau des Hauses das Sagen und ihren Haushalt demnach auch im Griff hat? In den meisten Rezepten, die sich rund um den Körper der Frau drehen, trifft frau allerdings nicht auf den gemeinen Haussalbei, sondern auf seinen Verwandten, den Muskatellersalbei. Zu ihm kommen wir gleich, denn zunächst hat auch der ganz normale Salbei so einiges zu bieten. Bereits seit der Antike kennt man dieses hübsche, aromatische Gewächs mit seinen silbrig-samtigen Blättern und den bescheidenen kleinen Blüten als »Frauenkraut«. Der Salbei gilt als milchfördernd, schweißtreibend und als wirksames Mittel gegen Unfruchtbarkeit sowie Potenzprobleme.

Wirklich eingesetzt wurde er schon damals auch als »Zauberkraut«, beispielsweise zur Liebesabwehr, wenn man sich der durch einen Liebeszauber hervorgerufenen Vernarrtheit in einen anderen Menschen entledigen wollte. Im Mittelalter avancierte der Salbei zum magischen Kraut der Hexen, die damit Abtreibungen vornahmen und Räucherzeremonien veranstalteten. Das Verräuchern von getrockneten Salbeiblättern reinigt die Atmosphäre und wirkt klärend auf den Geist. In der Frauenheilkunde schätzt man bis heute die Wirkung des Salbeis bei lästigen Hitzewallungen im Zuge des Klimateriums und als Hilfe beim Abstillen. Muskatellersalbei erwähnte bereits die heilige Hildegard von Bingen als hochwirksames Mittel gegen allerlei Magen- und Darmbeschwerden. Die Hebammen und weisen Frauen des Mittelalters kannten das hübsche Gewächs aus der Familie der Lippenblütler auch als hervorragendes Heilmittel diverser Frauenkrankheiten. Muskatellersalbei wurde sowohl als Krampflöser und Schmerzstiller als auch zur Menstruationsförderung und bei Abtreibungen eingesetzt. Verräuchert man die getrockneten Blätter des Muskatellersalbeis, so wirkt dies gleichermaßen harmonisierend auf Körper und Seele.

Schafgarbe

Augenbraue der Venus, Heil aller Welt, Jungfrauenkraut, Frauendank, Gotteshand – auf all diese klangvollen Namen hört dieses Heilkraut. Vielleicht hat unsere mittlerweile schon oft erwähnte Hildegard von Bingen einst tief den feinen, duftigen Rauch getrockneter Schafgarbenblüten eingeatmet, um ihre zahlreichen Visionen hervorzubringen. Das Verräuchern von Schafgarbe unterstützt nämlich genau dies: die Schau von Visionen. Schon seit Jahrhunderten werden die magischen Kräfte der Schafgarbe von weisen Frauen eingesetzt, um zu orakeln oder um die Zukunft vorherzusagen. So füllten in früheren Zeiten, auf Anraten eben jener Weisen, junge Mädchen ihre Kissen mit den Dolden der Schafgarbe, um nachts in ihren Träumen einen Blick auf den zukünftigen Liebsten werfen zu können. Zudem verräuchert man bis heute getrocknete Schafgarbenblüten während der Raunächte, um mithilfe des aufsteigenden Rauches die Zukunft vorauszusagen. Die anmutigen Dolden der Schafgarbe erblühen – entweder in frischem Weiß oder in Zartrosa – in der Zeit von Juni bis Oktober, beste Erntezeit ist von Juni an bis Ende September. Sie besitzen neben ihren Zauberkräften auch hoch geschätzte Heilkräfte, die seit jeher vor allem in der Frauenheilkunde zum Einsatz kommen. Der zart duftende Korbblütler reguliert die Blutung während der Periode, heilt wunde Brustwarzen während der Stillzeit, wirkt generell krampflösend, stoppt Weißfluss und nimmt sich sanft, aber stetig heilend lästiger Krampfadern und Hämorrhoiden an. Die Dosierung sollte 1 bis 2 Tassen Schafgarbentee pro Tag nicht übersteigen.

Thymian

Wilder Thymian, oder Quendel, ist in unseren Breitengraden auch als Feldthymian bekannt und gilt seit ehedem als hochwirksames Frauenheilmittel. Er ist eng verwandt mit unserem Hausthymian, im Geschmack jedoch wesentlich milder. In früheren Zeiten weihten die Menschen dieses Kraut der Göttin Aphrodite, dann huldigte man damit Freya und später pflanzte man es zu Ehren der Heiligen Jungfrau Maria an. Bis heute hat der Wilde Thymian seinen angestammten Platz im traditionellen Kräuterbuschen, der alljährlich zu Mariä Himmelfahrt in den Kirchen geweiht wird. Quendel enthält viele ätherische Öle und Bitterstoffe sowie Eisen und Zink. Diese Zusammensetzung macht den daraus zubereiteten Tee zu einem Kraft spendenden Wunderwerk, das vor allem schwangere Frauen direkt vor, weil zudem krampflösend, und noch ein paar Tage nach der Geburt zu sich nehmen sollten: 1 TL getrocknetes Kraut mit 1 Tasse heißem Wasser übergießen und 10 Minuten zugedeckt ziehen lassen; evtl. mit Honig oder Agavendicksaft süßen. Früher banden manche Hebammen ihren niederkommenden Frauen kleine Leinensäckchen mit Thymian um den Hals, damit die Frauen die kräftezehrende Geburt ohne gesundheitliche Schäden überstanden. Nebenher beruhigt Feldthymian die Nerven, erhöht die Konzentration und gilt als glücksbringende Pflanze bei Geschäftsabschlüssen. Wird das aromatische Kraut beispielsweise während einer Niederkunft verräuchert, so reinigt dies die Atmosphäre und spendet der Gebärenden Mut und Kraft, sich dem Schmerz zu stellen. Sehr lecker und erfrischend schmeckt übrigens im Sommer selbst gemachte Apfelsaftschorle mit Quendel. Einfach einige Stängel gewaschenen Quendel in die Apfelschorle geben – am besten schmeckt es natürlich mit frisch gepresstem Apfelsaft! – und danach einige Stunden im Kühlschrank ziehen lassen.

Tipps zum Sammeln, Aufbewahren und Zubereiten

Wollen Sie sich nun selbst in die Natur aufmachen, um sich Ihre Heilpflanzen und -kräuter vor Ort zu suchen, dann sollten Sie Folgendes beachten:

- Pflücken Sie und vor allem verwenden Sie nichts, was Sie nicht einwandfrei identifizieren können.
- Sammeln Sie nur gesunde Pflanzen, frische Blätter, unverholzte junge Stängel und volle Blüten. Meiden Sie dabei verstaubte und verrußte Wegesränder und frisch gedüngte Wiesen und Felder.
- Lassen Sie immer ein paar Pflanzen stehen, damit die Natur Gelegenheit hat, sich zu regenerieren. Vermeiden Sie Flurschäden.
- Reißen Sie die Pflanzen nicht mitsamt der Wurzel aus, sondern schneiden Sie die Stängel mit einem Messer ab.
- Die günstigste Sammelzeit ist der Vormittag bei gutem Wetter, wenn der Tau bereits getrocknet ist.
- Die kräftigsten Heilpflanzen finden Sie in den höheren Regionen auf den Bergen.

- Blüten und Blätter sammelt man zur jeweiligen Blütezeit. Die ersten Blüten sind meist die kräftigsten.
- Saft, Harz und Rinde werden im Allgemeinen im Frühsommer, bei zunehmendem Mond, geerntet.
- Wurzeln sammelt man im Frühjahr, wenn die Pflanze zu treiben beginnt, oder im Herbst, wenn das Kraut abgereift, aber noch erkennbar ist.
- Samen und Früchte werden zur jeweiligen Reifezeit geerntet.

Zurück zu Hause, geht es nun ans Trocknen der Pflanzen, danach wird eingelagert:

- Beim Trocknen der Heilkräuter können Sie sich an folgende Faustregel halten: Je kürzer die Trockenzeit, desto besser sind Aroma und Heilkraft. Zum Trocknen eignen sich staubfreie, luftige Räume, wie beispielsweise der Dachboden. An der Sonne oder im warmen Ofen sollten die meist zarten Blüten und Blätter nicht getrocknet werden.
- Die Pflanzen werden zunächst gründlich durchgesehen, sortiert und von Fremdkörpern befreit, dann breitet man das Sammelgut locker auf einem sauberen Brett oder auf einem Küchentuch aus. Von Zeit zu Zeit wenden.
- Die Kräuter sollten gut trocknen, aber nicht dürr werden. Etwas angetrocknete Kräuter kann man klein schneiden, damit sie später leichter aufbewahrt werden können und zudem praktischer zu handhaben sind.
- Heilpflanzen, die von Natur aus schon ziemlich trocken sind, können Sie in kleine Bündel zusammenbinden und in einem Mullsäckchen an der Schattenseite des Hauses oder im Dachboden aufhängen.
- Getrocknete Kräuter nicht länger als zwei bis drei Jahre

in dunklen, lichtundurchlässigen Gefäßen lagern. Überjährige Kräuter können Sie noch für Umschläge und Bäder verwenden.

- Beim Kauf von getrockneten Kräutern aufs Haltbarkeitsdatum achten; immer nur kleine Portionen kaufen.
- Frische Kräuter möglichst sofort verwenden und größere Mengen portionsweise einfrieren.
- Als Faustregel gilt: Verwendet man frische Kräuter, benötigt man eine etwas höhere Dosierung, da die Wirkstoffe in getrockneten Kräutern höher konzentriert sind.

Zubereitung

Zu guter Letzt hier noch allgemeine Tipps zur Zubereitung bei der inneren Anwendung der Heilpflanzen in Tees und Co., falls nicht bereits in den jeweiligen Kapiteln beschrieben:

- Aufguss: Dies ist die gebräuchlichste Art, Tee zuzubereiten. Blüten oder Blätter – getrocknet oder frisch – übergießt man mit kochendem Wasser und lässt sie zwischen 3 bis 10 Minuten zugedeckt ziehen. Faustregel: Auf ¼ l Wasser kommt 1 EL Kraut.
- Absud/Sud: Beim Absud bzw. Sud geben Sie die Heilkräuter gleich in das kochende Wasser im Topf und lassen alles zusammen 1 bis 2 Minuten kochen. Anschließend 5 Minuten offen ziehen lassen, dann abseihen.
- Abkochung: Abgekocht werden starke Blätter, dicke Stängel, Früchte und Wurzeln. Dazu werden die jeweiligen Zutaten gleich mit dem kalten Wasser in einem Topf aufgesetzt und zum Kochen gebracht. Nach kurzem Aufwallen Hitze reduzieren und das Ganze 5 bis 10 Minuten

sieden lassen. Anschließend abseihen. Samen, wie z. B. Fenchel, werden vorher zerkleinert.

- Teekuren: Eine Teekur sollte immer zwischen 3 bis 6 Wochen andauern, währenddessen scharfe Kost, Alkohol, Nikotin und Koffein meiden. Will man die Kur nach 6 Wochen fortsetzen, sollte man dazwischen eine Pause von 2 Wochen einlegen.

Tinkturen

Für die Zubereitung von Kräutertinkturen verwendet man hochprozentigen Alkohol und Kräuter oder Heilpflanzen in getrockneter Form. Werden frische Pflanzen verwendet, beispielsweise erntefrische Blüten, spricht man von einer sogenannten Urtinktur. Der Wirkstoffgehalt bei Tinkturen aus Frischpflanzen ist allerdings bedeutend schwächer.

Als Faustregel bei der Zubereitung einer Kräutertinktur gilt: 1 Teil getrocknete Kräuter auf ca. 5 Teile hochprozentigen Alkohol, beispielsweise Weinbrand oder Schnaps. Das Ganze wird in ein gut zu verschließendes Glas oder in eine Flasche gegeben und muss anschließend an einem kühlen und vor allem dunklen Ort ca. 2 bis 3 Wochen ziehen – zwischendurch immer wieder kräftig schütteln. Danach wird die Flüssigkeit abgeseiht und in ein undurchsichtiges Gefäß, das ebenfalls gut zu verschließen ist, abgefüllt.

Mein Tipp: Seihen Sie die Flüssigkeit am besten durch einen Kaffeefilter ab. Die feinen Poren halten selbst winzigste Partikelchen ab.

Bäder, Öle und Umschläge

Kräuterbad

Die Zubereitung eines Kräuterbades ist denkbar einfach. Sie benötigen lediglich einen alten Strumpf, am besten einen hauchdünnen Nylonstrumpf. Die Bäuerin, die mir diesen Tipp mit auf den Weg gegeben hat, verwendet allerdings einen simplen, ausrangierten Wollsocken von ihrem Mann – bewährt hat sich also beides. Der Strumpf wird nun mit den Kräutern Ihrer Wahl gefüllt und an einer Schnur in die Badewanne gehängt. Jetzt nur noch Wasser einlaufen lassen, das Ganze, genau wie beim Tee, ziehen lassen, und Sie können wohlig in Ihr duftendes Bad eintauchen.

Etwas aufwendiger ist die traditionelle Kräuterbadzubereitung, bei der Sie die Kräuter zuerst auf dem Herd in einem Topf mit Wasser aufkochen, das Ganze dann einige Minuten ziehen lassen, abseihen und das Gebräu dann, nach dem Abseihen, in die bereits vollgelaufene Wanne geben.

Kräuteröle

Für die meisten Kräuteröle wird traditionell Olivenöl verwendet, aber auch Sonnenblumen- oder Distelöl bilden manchmal die Basis eines solchen wohlriechenden Öls. Die verwendeten Kräuter sollten gut gewaschen und vor allem danach wieder gut abgetrocknet werden, sonst besteht die Gefahr des Verschimmelns oder das Öl wird schneller ranzig. Ein Tipp meiner befragten Frauen lautet: Lassen Sie das Kraut oder die Blüten leicht antrocknen, dann kann nichts passieren und das Öl hält sich mindestens ein Jahr. Allerdings bestätigen bekanntlich Ausnahmen die Regel. So sollen die Blüten des Johanniskrauts grundsätzlich nicht angetrocknet, sondern so frisch wie möglich verarbeitet werden.

- Bei Blütenölen gilt in etwa die Faustregel: 1 Teil Blüten zu 1 Teil Öl, also halb und halb.
- Bei Kräuterölen reichen in der Regel 4 bis 5 Stängel auf 1 l Öl.
- Manche Blütenblätter – mit Ausnahme des Johanniskrauts beispielsweise – oder Kräuter können, bevor sie in die Flasche kommen, im Mörser leicht zerquetscht werden, damit sie ihre Aromen und Inhaltsstoffe besser an das Öl abgeben können.
- Kräuter- und Blütenöle müssen zwischen 3 bis 6 Wochen ziehen und sind in der Regel ca. 1 Jahr haltbar.

Kräuterumschlag

Für Umschläge mit Kräutern benötigen Sie lediglich frische, saubere Tücher (Küchentücher, Leinenbinden oder Frotteehandtücher) und die jeweiligen Kräuter als Teezubereitung. Das Tuch in die – je nach Angabe – abgekühlte oder heiße Flüssigkeit tauchen und vollsaugen lassen, dann auf die vorgesehene Körperstelle legen. Sobald das Tuch zu trocknen beginnt, wird der Umschlag abgenommen und die behandelte Körperstelle gut zugedeckt. Manche Rezepte erfordern allerdings frische Kräuter für den Umschlag. Dazu werden die frischen Pflanzen meist lediglich leicht gequetscht, damit der Saft besser austreten kann, und dann auf die betreffende Stelle am Körper gegeben. Den »Kräuterbrei« mit einem sauberen Tuch abdecken und einwirken lassen.

Lehmumschlag

Geben Sie so viel Lehm, wie nötig ist, um die kranke Körperstelle zu bedecken, zusammen mit kaltem Wasser in eine Schüssel, sodass ein mittelstarker Teig entsteht, ähnlich einem weichen Pizzateig. Ein Schuss Essig steigert die Heilkraft des Lehms! Anschließend diese Lehmpaste auf den Körper auftragen und mit einem sauberen, aber tropfnassen, kalten Tuch straff abdecken. Nun wird das Ganze mit einer wasserdichten Auflage, z. B. einer Plastiktüte oder Frischhaltefolie, abgedeckt bzw. umwickelt. Sie verhindert das rasche Austrocknen des Lehmbreis. Abschließend wird die kranke Stelle noch mit einem Frotteehandtuch »verbunden«. Sobald der Lehm beginnt, trocken zu werden, nimmt man den Verband ab und entsorgt den Lehm, da dieser nun quasi mit den Körpergiften vollgesogen ist. Auch die verwendeten Tücher kommen sofort in die Wäsche. Für einen weiteren Lehmumschlag wird neues »Verbandsmaterial« verwendet.

Umschläge aus Tinkturen

Für diese Art des Umschlags werden die verwendeten Tinkturen in der Regel 1 : 1 mit Wasser verdünnt, auf ein sauberes Tuch gegeben, auf die kranke Stelle aufgelegt und mit einem Mulltuch oder Verband straff fixiert.

Heiliges und Magisches

Erfüll mit Deiner Gnaden,
Herr Jesus dieses Haus,
Tod, Krankheit, Seelenschaden,
Brand, Unglück treib hinaus.
Lass hier den Frieden grünen,
verbanne Zank und Streit,
dass wir Dir fröhlich dienen,
jetzt und in Ewigkeit.

Alter Haussegen

Wer von uns hat nicht schon mal ab und zu ein Stoßgebet gen Himmel geschickt, egal ob wir nun daran glauben, dass dort droben jemand seine schützende Hand über uns alle hält, oder nicht? In schweren Zeiten bahnt sich manchmal automatisch unausgesprochenes Leid in Form von Gebeten und Bitten seinen Weg an die Oberfläche, damit es uns wenigstens ein bisschen leichter ums Herz wird.

Auch tiefe Dankbarkeit kann durch ein Gebet noch mehr ins Bewusstsein gerückt und ausgedrückt werden. Das Gebet begleitet uns Menschen seit Anbeginn, denn nicht nur die sogenannten großen Weltreligionen kennen diese Form der Hingabe an etwas Größeres. Heilige Riten und überlieferte Gebete werden schon seit Urzeiten von Naturvölkern praktiziert. Der Wunsch, glücklich zu sein, der Wunsch, von Unheil und Krankheit verschont zu bleiben, und all die anderen großen und kleinen Sehnsüchte verbinden uns alle miteinander.

In vielen Kulturen rund um den Globus wendet sich der Mensch mit seinen Bitten und Gebeten also an etwas Allmächtiges und Heiliges, sei es dort droben im Himmel oder hier unten auf Erden, verborgen in der Natur, die uns umgibt. Außerdem werden in manchen Regionen dieser Welt

Geister und Dämonen mithilfe von ausgeklügelten Ritualen in Schach gehalten und – wie es in unseren Breitengraden eher üblich ist – Heilige, also diejenigen, die es durch viel Leid und gute Taten zu Lebzeiten geschafft haben, sich nach ihrem Ableben an Gottes Seite einen Platz zu ergattern, um Rat, Schutz und Hilfe angefleht.

Übrigens, wie und in welcher Form Sie Ihr Gebet an den Mann oder an die Frau, oder gar an den Allmächtigen selbst, dort oben im Himmel bringen, bleibt vollkommen Ihnen überlassen. Sie können sich an alten, erprobten Gebeten wie dem Ave Maria oder dem Klassiker schlechthin, dem Vaterunser, versuchen. Oder Sie formulieren in Ihren eigenen Worten das, was sich gerade in Ihrem Herzen bewegt. Ich weiß aus sicherer Hand, dass nichts auf taube Ohren stoßen wird, denn darauf haben mir eingefleischte Wallfahrerinnen ihr Wort gegeben. Sogar mit den wildesten Dialekten hat die himmlische Herrschaft angeblich keinerlei Probleme – auch das wurde mir von vielen Bayern bestätigt!

Übrigens, Sie müssen sich nicht zwingend auf eine Wallfahrt begeben, um Ihre Bitte einem der Heiligen oder dem Herrgott selbst vorzubringen. Nicht umsonst sieht man auf vielen Bauernhöfen auch heute noch in den guten Stuben oft einen liebevoll eingerichteten Herrgottswinkel. Und nicht immer hängt dort nur ein schlichter Christus am Kreuz. Manchmal lächeln auch geschnitzte Madonnen sanft aus ihren Nischen und heben segnend ihre Hände. Daneben warten reich verzierte Kerzen darauf, angezündet zu werden, um mit ihren Flammen die Dunkelheit zu vertreiben.

Mein Tipp: Gestalten Sie sich Ihren eigenen »Herrgottswinkel« mit Dingen, die Ihnen ganz persönlich wichtig und im wahrsten Sinne des Wortes heilig sind. Das muss nicht immer ein religiöses Symbol, das kann auch der erste Milchzahn Ihres Kindes sein. Mein eigener »Herrgottswinkel« befindet sich auf einem schmalen Fensterbrett in meiner Küche, direkt neben dem Spülbecken, also mittendrin im täglichen Geschehen. Neben Fotos von Menschen, die mir wichtig sind oder mir als Vorbild dienen, liegen dort Steine und Muscheln von Orten, mit denen ich mich heute noch verbunden fühle. Immer wieder lege ich etwas Neues dazu und manchmal muss dem Neuen auch etwas Altes weichen: ein Bild, ein Blatt von einem Baum, ein Wunsch, den ich niederschreibe, oder ein Gedicht, das mich berührt – und dazu zünde ich dann eine Kerze an.

In der nun folgenden Auflistung von Heiligen, die sich vordergründig um die Belange der Frauen kümmern, fällt auf, dass dort droben im Himmel gleichberechtigt gearbeitet wird. Die heiligen Herren und Damen kümmern sich nämlich in gleichem Maße um Schwangerschaft und Geburt, um Liebe und Partnerschaft oder auch, wie beispielsweise die heilige Martha, die Schutzpatronin der Hausfrauen und Köchinnen, um das leibliche Wohl. In den beiden nachstehenden Listen können Sie sich nun Ihren ganz persönlichen Schutzpatron – beziehungsweise Ihre Schutzpatronin – heraussuchen, je nachdem, was Sie gerade plagt oder ob Ihnen ein brennender Wunsch am Herzen liegt.

Heilige Frauen

Aus dem Alpenraum nicht wegzudenken ist natürlich Maria, die heilige Muttergottes, die ihren weiten, blauen Mantel schützend über das Land und die Berge legt. So richtig einsetzen für ihresgleichen tut sie sich allerdings nicht. Doch da sie, neben ihrer Aufgabe als Patrona Bavariae, die Schutzbefohlene der gesamten Christenheit ist, wollen wir nicht nachtragend sein. Die Gute hat genug zu tun. Ihre Eltern dagegen, Anna und Joachim, haben sich durchaus das Wohl von Eheleuten und schwangeren Frauen auf ihre Fahnen geschrieben. Doch dazu später mehr.

Neben Maria, der lieblichen Himmelskönigin, gibt es nicht nur im Alpenraum noch viele heilige Frauen, die besonders verehrt werden. Man denke nur an die heilige Walburga (gestorben 779), die ihre letzte Ruhe in Eichstätt fand und deren Gebeine noch heute alljährlich mit einem Wunder aufwarten. Oder die selige Äbtissin Irmingard (gestorben 866), die dem Kloster auf der Fraueninsel im Chiemsee zu ungeahnter Blüte verhalf und in der Region zu einer Art Volksheiligen avancierte. Als Schutzpatronin des Chiemgaus ist sie nach ihrem Tod bis heute nicht in Vergessenheit geraten.

Ebenso die heiligen drei Madln (also Mädchen), Barbara, Margarete und Katharina, die den berühmten 14 Nothelfern angehören, einem Kreis von Heiligen, der in dieser Gruppierung erstmals im Jahre 1408 in Regensburg schriftlich erwähnt wurde. Seit wann es die Nothelferverehrung allerdings wirklich gibt, ist historisch nicht einwandfrei belegbar. Sicher ist, dass es eben im Mittelalter bereits eine Gruppe von Heiligen gab, die in besonderer Weise als Helfer in allen Notlagen angerufen wurde. Anders als Barbara, die sich als Nothelferin für eine gute Sterbestunde und für schwerkranke Menschen einsetzt, greifen Katharina und Margarete, neben vielen anderen Patronaten und Aufgaben, resolut den Ehefrauen unter die Arme.

Doch beginnen wir nun mit der alphabetischen Auflistung einer Auswahl von heiligen Frauen, die sich um uns irdische Geschlechtsgenossinnen kümmern. Hinter jeder Dame steht übrigens in Klammern das Datum, an welchem das dazugehörige Kirchenfest gefeiert wird. Und noch ein Letztes: Es kann sein, dass Sie Ihre ganz persönliche Lieblingsheilige – oder Ihren Lieblingsheiligen in der späteren Männergruppe – nicht finden. Das liegt daran, dass ich eine Auswahl treffen musste bei sage und schreibe elf Millionen Heiligen, die weltweit – also konfessionsübergreifend – die himmlischen Hallen bewohnen. Natürlich konnte ich gleich zu Anfang ein paar Millionen aussortieren. Der elefantenköpfige Ganesha oder die vielarmige Lakshmi z. B. kümmern sich dann doch lieber um ihre Leute auf dem indischen Subkontinent. Und wie man weiß, haben die beiden bei über einer Milliarde Einwohnern alle Hände voll zu tun. Nichtsdestotrotz war die verbliebene Aufstellung doch noch recht lang und ich musste mich stark einschränken. Was geblieben ist, ist zumindest eine solide Grundausstattung.

Barbara (4. Dezember)

Barbara ist nun das erste der eingangs erwähnten heiligen drei Madln, das hier vorgestellt wird. Sie zählt also zu den 14 Nothelfern, die bereits im Mittelalter hochverehrt und bei jeder Gelegenheit und in vielen Notlagen angerufen wurden. Das Leben der heiligen Barbara ist historisch nicht belegt, doch die vielen Legenden, die sich um ihre Person ranken, zeichnen ein lebhaftes und anschauliches Bild. Es heißt, dass sich Barbara bereits als ganz junges Mädchen zum Christentum hingezogen fühlte. Doch ihre unglaubliche Schönheit bescherte ihr auch eine stattliche Anzahl von Verehrern – und beides passte ihrem strengen Vater überhaupt nicht. Er griff zu rigorosen Maßnahmen und steckte seine Tochter in einen Turm, der von innen nicht zu öffnen war. So war sie zum einen vor zudringlichen Männern und zum anderen auch vor den »gefährlichen« Lehren dieser neuen Religion geschützt. Nun, der Plan ging natürlich nicht auf. Doch anders als bei Rapunzel erschien kein rettender Prinz, sondern Johannes der Täufer höchstpersönlich. Barbara befand sich zu dem Zeitpunkt übrigens – wie praktisch! – gerade in der Badewanne und nützte die Gelegenheit, um sich von Johannes taufen zu lassen. Der Vater war dermaßen außer sich vor Wut, dass er seine Tochter auf der Stelle töten wollte. Doch Barbara entkam. Es folgten noch viele Abenteuer, die die junge Frau zu bestehen hatte und die sie mit Gottes Hilfe unversehrt meisterte, dennoch wartete am Ende auch auf sie das tödliche Schicksal einer Märtyrerin.

Noch heute am bekanntesten und am weitesten verbreitet ist wohl der Brauch am Barbaratag, also am 4. Dezember, nackte Zweige vom Kirschbaum – auch Zweige vom

Pflaumenbaum oder die der Forsythie sind geeignet – zu schneiden, die dann, zu Hause ins Wasser gestellt, pünktlich zu Weihnachten voll erblühen. Ein Symbol des Lebens mitten im kalten Winter. Barbarazweige kann man mittlerweile auch käuflich erwerben, doch wenn Sie selbst schneiden wollen, dann gilt es folgende Regeln zu beachten: Schneiden Sie die Zweige in der Nacht vor dem Barbaratag noch vor Sonnenaufgang. Einem alten Brauch zufolge darf dabei nicht gesprochen werden. Weise Frauen konnten früher sogar an der Art, wie der jeweilige Zweig erblühte – also wie schnell und auch anhand der Anzahl der Knospen oder der Form der Blüten – erkennen, wie es um die Gesundheit der Menschen stand. Und wenn manche Zweige gar nicht austrieben oder gar in der Vase verdorrten, dann war dies ein sicheres Zeichen dafür, dass bald der Sensenmann an die Haustüre klopfen würde.

Elisabeth (19. November)

Elisabeths Mutter war, wie die nachstehende Hedwig, eine geborene Andechserin. Elisabeth selbst kam allerdings als Tochter des Königs in Ungarn zur Welt. Sie wurde früh, bereits im Alter von fünf Jahren, verheiratet und lebte bis zum Tod ihres Mannes, eines thüringischen Grafen, mit ihm und ihren drei Kindern auf der Wartburg. Jahrelang hatte sie Almosen verteilt, hatte sich um Kranke und Bedürftige gekümmert, doch als ihr Mann von einem Kreuzzug nicht mehr lebend nach Hause kam, wurde sie selbst schlagartig mittellos. Da half im Grunde nur mehr der Eintritt in ein Kloster.

Elisabeth wurde Ordensfrau und setzte ihre mildtätige

Arbeit nun unter dem Schleier fort. Sie starb im Jahr 1231, im zarten Alter von nur 24 Jahren. Dreimal dürfen Sie raten, für wen sich die heilige Elisabeth nach ihrem frühen Ableben nun einsetzt. Klar, für die Witwen! Natürlich belegt sie noch andere Ämter: Sie kümmert sich beispielsweise um Bettler und Waisen. Außerdem hält sie unter anderem ihren schützenden Mantel über die schöne Stadt Isny im Allgäu.

Hedwig (16. Oktober)

Hedwigs Wurzeln befinden sich an einem der schönsten Flecken Oberbayerns, in Andechs. Im Jahr 1174 erblickte sie auf der dortigen Burg das Licht der Welt. Durch Heirat wurde aus der gebürtigen Gräfin von Andechs-Meranien eine schlesische Herzogin – im Gebiet des ehemaligen Schlesiens wird sie heute noch als Nationalheilige verehrt. Doch vergessen haben die Bayern ihre Hedwig natürlich nicht, auch wenn die vielen Pilgerfahrten auf den heiligen Berg in Andechs nicht mehr ausschließlich ihr, sondern dem großen Reliquienschatz gelten. Vor allem aber ist Andechs heutzutage ein Marienwallfahrtsort – und ein berühmter Pilgerort für Bierliebhaber. Zu Lebzeiten kümmerte sich die fromme Hedwig unter anderem um junge Menschen, die zwar heiraten wollten, es jedoch mangels Geld und Mitgift nicht konnten. Sie griff ihnen finanziell unter die Arme, indem sie zum Beispiel die Aussteuer übernahm. Überhaupt gab sie fast ihr gesamtes Vermögen an Arme weiter und behielt nur das Nötigste für sich. Auch als Heilige hat sie sich den Brautleuten verschrieben und hilft ihnen bei Anrufung aus luftigen Höhen mit ihrem Segen.

Helena (18. August)

Helena, die Mutter Konstantins des Großen, war schon zu Lebzeiten (geb. vermutlich 255, gestorben um 330) eine bekennende Christin, die noch im hohen Alter ins Heilige Land pilgerte, um zunächst einmal Buße zu tun und um dann mit einer untrüglichen Spürnase nach den Stätten zu suchen, an denen Jesus lebte und wirkte. Treue Anhänger der Heiligen sprechen gar von magischen Kräften, die Helena damals heraufbeschwor, um längst verschollen geglaubte Reliquien wieder ans Tageslicht zu befördern. So war sie es schließlich auch, die unter anderem das als verschollen geglaubte Kreuz Christi wiederfand und es im wahrsten Sinne des Wortes unter die Leute brachte. Holzsplitter vom Originalkreuz findet man, in kostbare Reliquienschreine verpackt, um den ganzen Erdball verteilt. Die heilige Helena ist unter anderem die Schutzpatronin des Erzbistums Bayern, außerdem schützt sie Haus und Hof vor Feuersbrunst, Unwetter und kann bei Verdacht auf Hexerei um Fürbitte angerufen werden.

Das heilige Ehepaar Joachim und Anna (26. Juli)

Anna und Joachim waren die Eltern Marias, also die Großeltern von Jesus Christus. Joachim ist unter anderem einer von vielen Schutzheiligen, die ein wohlwollendes Auge auf Eheleute werfen, und auch seine Frau Anna kümmert sich um verheiratete Paare. Außerdem hilft sie schwangeren Frauen, dem Berufsstand der Näherinnen und dem der Haushälterinnen. Das Patronat für Ammen wird sie wohl mangels Nachfrage aufgegeben haben. Joachim und Anna wurden erst in relativ hohem Alter Eltern. Obwohl in ihrer Ehe alles nach Wunsch lief und sie miteinander glücklich waren, nagte über einen langen Zeitraum hinweg tief in ihrem Inneren der Wunsch nach einem Kind. Doch erst als Anna ihrem Herrn im Himmel versprach, das Kind, wenn sie überhaupt eines gebären sollte, ihm zu weihen, erfüllte sich der sehnlichste Wunsch des Ehepaares und Maria erblickte das Licht der Welt. Der weitere Werdegang des kleinen Mädchens bis hin zur Mutter des Heilands ist wohl hinreichend bekannt. Später werden wir auf die »Große Mutter« des Christentums noch zurückkommen.

Katharina (25. November)

Kommen wir zu einer der berühmtesten Gestalten aus dem illustren Kreis der Nothelfer. Berühmt, weil sich um Katharina ein wahrer Verehrungskult entwickelt hat, der nachweisbar bis ins frühe Mittelalter zurückzuverfolgen ist. Katharina ist im gesamten christlich geprägten Kulturkreis eine der bekanntesten Heiligen überhaupt, dabei ist nicht einmal historisch belegt, dass die Gute überhaupt gelebt hat. Um ihr Leben ranken sich ausschließlich Mythen und Legenden. So geht die Mär, dass Katharina, angeblich Tochter aus dem Hause eines reichen Ägypters, überirdisch schön und anmutig gewesen ist. Zudem erschien ihr wohl schon als junges Mädchen im Traum ein wichtiger Hinweis auf die Existenz Gottes, sodass sie sich taufen ließ und die Hand des Sohnes des Kaisers ausschlug, der sie heiraten wollte. Mit diesem »Nein« zog sie den Zorn des Kaisers auf sich und nachdem sie sich auch noch mit den Gelehrten seines Hofstaates angelegt hatte, um die Christus-Lehre erfolgreich zu verteidigen, sah der Monarch rot und verurteilte die junge Frau zu einem schrecklichen Martyrium. Ich möchte Ihnen die Einzelheiten ersparen, aber dass Katharina bei lebendigem Leib auf ein Rad gebunden wurde, das mit scharfen Messern und Klingen bestückt war, wissen Sie sicher, denn auf vielen Abbildungen wird die Heilige noch heute mit eben diesem Rad abgebildet. Zum Ende hin wurde Katharina dann enthauptet und ziemlich bald nach ihrer Hinrichtung begannen angeblich schon die ersten Anrufungen und Verehrungsrituale.

Im Himmel oben tat sich Katharina dann mit Barbara und Margarete zusammen und bildete mit ihnen gemeinsam die Gruppe der heiligen drei Madln innerhalb des 14 Mann starken Verbundes der Nothelfer. Für die Bauern ist der Festtag der heiligen Katharina ein ganz besonderer, denn an diesem Tag endet offiziell die Weidezeit für das Vieh und die vorweihnachtliche Adventszeit beginnt. Das heißt, man kann es nun ein bisschen ruhiger angehen lassen und sich um die Arbeit kümmern, die während des Sommers und der Erntezeit auf dem Hof liegen geblieben ist. Auf dem Land wird die Zeit vom Kathreinstag, also dem 25. November, bis zum 6. Januar (Heiligdreikönig) auch die »geschlossene Zeit« genannt. Früher wurde während dieser Zeit gefastet und gesellschaftliche Ereignisse, wie Tanzveranstaltungen und Konzerte, wurden eingestellt. Nur an Heiligabend bzw. am ersten Weihnachtsfeiertag wurde gemeinsam geschmaust und man traf sich in der Kirche, um die Ankunft des Herrn zu feiern. »Kathrein stellt den Tanz ein«, heißt es heute noch mancherorts auf dem Land und so finden am 25. November in vielen Dörfern und Gemeinden »Kathreinsbälle« statt. Neben vielen weiteren Patronaten ist Katharina vor allem für Krankheiten aller Art zuständig. Und weil sie zu Lebzeiten den Gelehrten des Kaisers mit ihren klugen Reden ein Schnippchen geschlagen hat, ist sie heute noch für Intellektuelle und Gelehrte aller Art zuständig – und unter denen gibt es ja auch ganz schön viele Frauen!

Margarete; Margareta (20. Juli)

Margarete wurde nun schon mehrfach erwähnt. Sie zählt auch zu den 14 Nothelfern und ist mit Barbara und Katharina die Dritte im Bunde der heiligen drei Madln. Obwohl sie durch ihre Mitgliedschaft bei den Nothelfern äußerst populär ist, ist über ihr Leben recht wenig bekannt oder gar historisch belegt. Es heißt, dass sie wegen ihres christlichen Glaubens und ihrer jungfräulichen Lebensweise Anfang des 4. Jahrhunderts zunächst von ihrem Vater verstoßen und später dann sogar – nach endlos grausamen Folterungen auf Befehl des Kaisers Aurelian – durch Enthauptung hingerichtet wurde. Angeblich erschien ihr während der Haft im Kerker auch noch ein Drache, Symbol des Satans, gegen den sie sich erfolgreich wehrte, indem sie inbrünstig zum Heiland flehte und sich ins Gebet versenkte.

Margarete ist Schutzheilige des Bauernstandes und kümmerte sich früher bevorzugt um den Berufsstand der Ammen. Der ist mittlerweile ausgestorben, also wird sie wohl auf stillende Mütter umgeschwenkt haben. Allerdings liegt ihr heute noch die Jungfräulichkeit am Herzen, weswegen sie ja einst von ihrem Vater vom Hof gejagt wurde. Im Volksmund gibt es übrigens folgenden Merksatz:

»Margarete mit dem Wurm,
Barbara mit dem Turm,
Katharina mit dem zerbrochenen Radl,
das sind die drei heiligen Madl.«

Maria (8. September)

Maria, die heilige Muttergottes, darf in unserer Auflistung natürlich nicht fehlen, obwohl sie sich nicht ausgesprochen für das Wohl der Frauen einsetzt. Noch heute finden allerorts Marienwallfahrten statt. Diese besondere Art der Verehrung Mariens lässt sich bis ins Mittelalter zurückverfolgen. Die Geburt Mariens bezeichnet man in kirchlichen Kreisen gerne als »die Morgenröte des aufgehenden Tages der Erlösung«. Für Anna und Joachim, Marias hochbetagte Eltern (siehe oben), war die Geburt ihrer Tochter sicher eine Art Lichtstrahl nach einer langen und dunklen Zeit des Hoffens – und im übertragenen Sinne gilt dies auch für die gesamte Christenheit. Als Mutter des Heilands ist Maria, die Himmelskönigin, wohl zu Recht die wichtigste Heilige des christlichen Abendlandes. Ihr tiefer, mütterlicher Schmerz unter dem Kreuz ihres Sohnes machte sie im Himmel droben zudem zur Ansprechpartnerin für viele leidende Mütter hier auf Erden. Ganz zu schweigen von ihrer mysteriösen unbefleckten Empfängnis, die sie noch heute zur Hoffnungsträgerin vieler unfruchtbarer Frauen macht.

Ethnologen und Geschichtskundler sehen in Maria die Urmutter, die göttliche Mutter, die schon von den sogenannten Heiden verehrt wurde und die vor der Christianisierung auf so schöne Namen wie zum Beispiel Gaia, Freya oder Hera hörte. Bis ins späte Mittelalter hinein hielt sich in vielen Ländern ein Kult um die archaische Muttergöttin, bis es schließlich der Kirche in Rom zu bunt wurde und langsam, aber sicher Maria ins Zentrum der Verehrung der »Großen Mutter« gerückt wurde.

Maria Magdalena (22. Juli)

Ich erinnere mich noch gut an einen Stricknachmittag beim Katholischen Frauenbund in den Räumen des Pfarrgemeindehauses. Ein paar Bäuerinnen – alle schon jenseits der sechzig – und ich saßen gemütlich zusammen. Die Frauen strickten und ich machte mir eifrig Notizen zu den diversen Zipperlein und den Heiltipps, die sie dazu auf Lager hatten. Wir tranken Kaffee und aßen selbst gebackene Kekse. Immer wieder schweiften meine Damen ab und quatschten und tratschten über Gott und die Welt, über die Nachbarn und den letzten Kirchgang am Sonntag. Bis ich sie quasi wieder einfing und an meine Recherche über alte Heilmittel und Rituale erinnerte. Bei einem dieser »Ausflüge« in die Welt des Klatsches kamen meine emsigen Strickerinnen auf Jesus und seine Magdalena zu sprechen. Ob die beiden wohl ein Paar gewesen sind? Oder gar verheiratet? »Ja, warum eigentlich nicht«, meldete sich die Jüngste der Runde zu Wort, die gerade ihren Strumpf beendete.

»Was!« Ein Aufschrei der Empörung erschütterte das altehrwürdige Gemeindehaus.

»Blasphemie!« Jesus und verheiratet, das darf man ja nicht einmal denken. Dafür kommt man nach dem Ableben auf direktem Weg ins Fegefeuer. »Und da bleibst erst mal a paar Tausend Jahr!«

Nach der ersten Entrüstung und einer weiteren Tasse Kaffee legte sich die allgemeine Aufregung wieder. Und eine Stunde später wurde das Thema, nun viel lockerer und mit einigem Gelächter, wieder aufgegriffen.

»Ja, warum eigentlich ned? Der Jesus war schließlich a fescher Bursch, und de Magdalena werd a ned greislig g'wesen sei – stimmt's?«

Wie wir alle wissen, galt Magdalena seinerzeit als Hure – eine nicht sehr schmeichelhafte Bezeichnung! –, die durch Jesus »bekehrt« wurde und auf den rechten Pfad zurückfand. Sie blieb bei ihm bis zu seinem Tod am Kreuz. Und nach seinem Ableben erschien er ihr und tröstete sie in ihrer unendlichen Trauer. Es nimmt nicht wunder, dass Maria Magdalena, neben vielen anderen Patronaten, ihre schützende Hand über »verführte« Menschen hält. War sie nicht einst als Prostituierte schon von Berufs wegen eine Verführerin gewesen? Außerdem weist sie keinem reuigen Sünder die Türe. Und sollten Sie einmal selbst eine Salbe anrühren, dann sprechen Sie dabei laut den Namen Magdalenas – die Salbe wird eine große Heilkraft entwickeln.

Martha (29. Juli)

Noch so eine umstrittene Gefährtin Jesu – jedenfalls bei meinen strickenden Bäuerinnen. Ob Martha mit Jesus liiert war, darüber findet sich freilich nichts in der Heiligen Schrift. Als relativ sicher gilt allerdings, dass der Messias ein gern gesehener Gast in jenem Haus gewesen ist, das die junge Martha gemeinsam mit ihren beiden Geschwistern bewohnte. Martha soll eine exzellente Köchin und zudem eine hervorragende Hausfrau gewesen sein. So kam Jesus wohl oft zum Essen und ließ sich von der guten Martha ein bisschen verwöhnen. Wen wundert es da noch, dass sich Martha das Wohl aller Köchinnen und das der Hausfrauen auf ihre Fahnen geschrieben hat. Überhaupt kümmert sie sich gerne um Menschen, die viel arbeiten müssen, und steht zudem Trauernden bei, die den plötzlichen Tod eines Angehörigen verkraften müssen.

Heilige Männer

Es ist eiskalt an diesem grauen Novembermorgen. Die Berge sind von dicken Nebelschwaden verhüllt und an die kahlen Äste der Bäume schmiegt sich der Raureif wie ein kostbares, hauchdünnes Geschmeide. Schwere Rösser stampfen ungeduldig vor den bunt bemalten Truhenwägen und lauwarmer Dampf steigt ihnen aus den Nüstern. Die Frauen in ihren schwarzseidenen Trachten sitzen fröstelnd auf den hölzernen Bänken der Wägen und genehmigen sich ab und zu einen kräftigen Schluck Kittelschnaps, den sie, wie es der Name schon sagt, in einer kleinen Tasche unter der Schürze aufbewahren. Lediglich das rot leuchtende Fell eines Fuchses mit starren Glasaugen schützt manches üppige Dekolleté vor der kalten Zugluft. Wir sind Zaungäste bei einem traditionellen Leonhardiritt, wie er alljährlich um den 6. November herum in vielen ländlichen Gemeinden stattfindet. Der heilige Leonhard wird vor allem als Schutzpatron des Viehs und der Bauern verehrt, und so drehen jedes Jahr festlich geschmückte Pferde und Gespanne dreimal ihre Runden um eine der vielen Kirchen, die dem Leonhard geweiht sind. Dabei werden sie vor dem Portal der Gotteshäuser von einem Geistlichen mit Weihwasser besprengt oder einer Monstranz, in der sich eine Reliquie des Heiligen befindet, gesegnet; und die Frauen murmeln dabei – meist mit klappernden Zähnen – ununterbrochen den Rosenkranz oder ein »Gegrüßet seist du, Maria«. Doch der heilige Leonhard kümmert sich nicht nur um die Belange der Landwirte. Er hat sich neben vielen weiteren Aufgaben auch das Wohlergehen der Frauen auf seine Fahnen geschrieben. Vor allem bei Unfruchtbarkeit, während der Entbindung und in den Zeiten des Wochenbetts hat er ein offenes Ohr für jede, die ihn anruft. Doch dazu später mehr.

Heilige an sich haben in katholisch geprägten Gegenden ein hohes Ansehen, egal welchen Geschlechts. Auch bei der Namensgebung spielen die Heiligen auf dem Land noch eine große Rolle, wurde doch dem Namenstag früher sogar eine größere Bedeutung als dem Geburtstag beigemessen. Traditionelle Heiligennamen wie Kajetan, Leonhard oder Johannes haben in Bayern nach wie vor Konjunktur. Bei den weiblichen Vornamen stehen immer noch Anna, Elisabeth und Katharina ganz oben auf der Beliebtheitsskala. Doch zurück zu den Männern: Die nun folgende Auflistung zeigt, dass sich die Herren der Schöpfung auch nicht lumpen lassen, wenn es darum geht, uns Frauen auf Erden helfend unter die Arme zu greifen; da stehen sie ihren weiblichen Kontrahentinnen im Himmel droben in nichts nach, auch wenn sie rein zahlenmäßig etwas im Nachteil sind – sehen Sie selbst.

Antonius (13. Juni)

Wie so viele Heilige ist auch der heilige Antonius kein gebürtiger Alpenländler, vielmehr kommt er aus dem sonnigen Süden, nämlich aus Lissabon, wo er 1195 das Licht der Welt erblickte. Damals hörte er allerdings noch auf den schönen, feurigen Namen Fernando. Nach seinem Eintritt in einen Franziskanerorden wurde aus Fernando Antonius. Das Feurige blieb ihm allerdings erhalten, denn bis heute sind seine brennenden Reden, die er von der Kanzel im italienischen Rimini gegen die Ketzerei hielt, legendär. Ein paar Wunder gehen natürlich auch auf sein Konto, denn nur aufgrund bewegender Worte ist noch keiner heiliggesprochen worden. Einmal hielt er, in Ermangelung von Zuhörern in seinem Gotteshaus, eine Predigt am Strand von Rimini – ja, genau da, wo sich heute Tausende von Touristen wie Ölsardinen in der Sonne braten lassen –, eine flammende Ansprache vor Millionen von Fischen (!), die alle ihre Köpfe aus dem Meer streckten, begeistert Beifall nickten und mit den Flossen klatschten. Doch uns interessiert nun Antonius' Einsatz für das weibliche Geschlecht und da ist unser Heiliger auch recht fleißig. Den heiligen Antonius können Sie anrufen bei Ehekrisen sowie Beziehungsstreit und er tut sein Möglichstes, um Unfruchtbarkeit abzuwenden. Er ist außerdem, unter anderem, der Patron der Haustiere, was für all diejenigen unter Ihnen wichtig ist, deren liebe Kleine sich zu Weihnachten vielleicht ein Meerschweinchen wünschen. Das kann ja mitunter ganz schön stressig werden und man kann jeden Beistand gebrauchen, auch den von ganz oben!

Erasmus (2. Juni)

Dem Antonius folgt auf dem Fuß der erste Nothelfer in unserer Liste heiliger Männer. Erasmus war seinerzeit Bischof und musste aufgrund seines christlichen Glaubens unter Kaiser Diokletian grausame Folterungen erleiden, denen er, nachdem ihm einmal die Flucht gelungen war, letztendlich erlag. Einer Legende nach wurden ihm bei lebendigem Leib die Gedärme aus dem gemarterten Körper gezogen. Ein Hinweis auf seine spätere Aufgabe als Nothelfer: Erasmus wird bei Unterleibsbeschwerden und Bauchweh angerufen, aber auch bei Geburtsschmerzen, sprich Wehen. Einem alten Glauben nach ist es ratsam, den Namen des Heiligen während der Niederkunft so laut wie möglich zu rufen, damit er auch gleich zu Hilfe eilen kann. Dies darf allerdings nur die Gebärende selbst tun, was zwischen zwei Presswehen sicher keine leichte Aufgabe ist.

Hyazinth (17. August)

Sie werden es vielleicht nicht glauben, aber der blumige Namen dieses Heiligen war in früheren Zeiten ein durchaus gängiger Vorname in bäuerlichen Regionen. Da schallte mitunter nicht ein lautes: »Seppi, schaug, dass'd zum Ess'n eini kummst!« über den Hof. Da musste der »Zinthl« schleunigst seine Beine unter die Arme klemmen, um noch ein Stück vom Sonntagsbraten zu ergattern. Heute ist dieser Name leider etwas in Vergessenheit geraten und sogar auf dem Land halten Namen wie Patrick – auch ein großer Heiliger – und mitunter sogar Kevin Einzug. Letzteren hört man allerdings eher selten auf altehrwürdigen Bauernhöfen. Nun sollten sich aber vielleicht gerade Frauen, die kurz vor der Entbindung stehen, aber auch Eheleute, die bisher vergebens auf Nachwuchs gehofft haben, den guten alten Hyazinth wieder ins Gedächtnis rufen. Neben seiner Aufgabe als Schutzheiliger der Brüder und Schwestern des Dominikanerordens – Hyazinth (1200–1257) war selbst Mitglied dieses Ordens – und der Ertrinkenden hält der gebürtige Pole vom Himmel aus nämlich seine schützende Hand über Gebärende und über unfruchtbare Eheleute. Hyazinth hat übrigens zu Lebzeiten einem kleinen Jungen, der in einen Fluss gefallen war, das Leben gerettet, deshalb kümmert er sich heute noch um Menschen, die in Gefahr kommen, zu ertrinken.

Ignatius von Loyola (31. Juli)

Im Jahr 1491 wurde der kleine Ignatius als jüngstes von 13 Kindern im spanischen Loyola geboren. Damals konnten seine Eltern sicher nicht ahnen, dass ihr Sprössling einmal zu einem berühmten Ordensgründer und Mystiker heranwachsen würde. Ignatius begründete mit einer Handvoll Weggefährten 1534 den Jesuitenorden, einen für damalige Verhältnisse ausgesprochen modernen Orden, der weder eine Ordenstracht noch ein Chorgebet oder speziell ausgerichtete Klöster kannte. Die Jesuiten wollten sich voll und ganz ihrer Aufgabe widmen, die darin bestand, jenen zu helfen, die Hilfe benötigten. Bis heute leben und wirken die Jesuiten an allen Brennpunkten dieser Erde. Und auch unser Ignatius hat sich im Himmel droben nicht auf die faule Haut gelegt. Als Patron der geistlichen Übungen und Exerzitien hält er ein wachsames Auge auf all diejenigen, die sich für einen geistigen Weg entschieden haben. Aber auch uns Frauen beschützt er. Vor allem Müttern, die eine Totgeburt erleiden müssen, bietet er bei Anrufung Trost und Stütze. Zudem kümmert er sich überhaupt um Schwangere und hat sich – unter anderem – als Schutzheiliger der Kinder einen Namen gemacht.

Johannes (27. Dezember)

Was wären wir Frauen ohne unsere beste Freundin? Ohne nächtelanges Quatschen über unsere Wünsche und Träume, über unsere Partnerschaften und Beziehungen. Unsere Freundinnen begleiten unser Freud und Leid, unsere Liebschaften und unsere Trennungen – eben alle Höhen und Tiefen. Der Herrgott hat uns zudem auch noch einen Heiligen zur Seite gestellt, der sich schon von Berufs wegen um diese besondere Art der Beziehung, die Freundschaft, kümmert. Der heilige Johannes, seines Zeichens nicht nur Heiliger, sondern auch noch Apostel und Evangelist, ist, unter anderem, der Schutzheilige für Freunde. Zu Lebzeiten galt Johannes quasi als bester Freund Jesu, den er über alles liebte und mit dem er durch dick und dünn ging – was ja eine herausragende Eigenschaft von Freundschaft ist. Freilich kümmert sich unser Johannes noch um vieles mehr, so sorgt seine Fürsprache beim Allmächtigen zum Beispiel für eine gute Ernte. Doch sein Einsatz für die Freundschaft macht ihn doch besonders sympathisch.

Leonhard (6. November)

Ein bisschen reinschnuppern in die Heiligenverehrung des heiligen Leonhard konnten Sie ja schon eingangs, zu Beginn dieses Kapitels über heilige Männer. Über das Leben dieses Heiligen weiß man aber dennoch im Grunde so gut wie nichts. Eine historisch belegte Vita existiert nicht. Den Besuch eines Leonhardiritts sollten Sie sich trotzdem nicht entgehen lassen, auch wenn dort heutzutage auf manches Ritual verzichtet wird. So ritten früher die Männer zum Beispiel hoch zu Ross direkt vor die Altäre der Gotteshäuser, um sich dort den Segen der Geistlichkeit abzuholen. Aus diesem Grund hatten Kirchen, die dem heiligen Leonhard geweiht waren, besonders hohe Portale und Türen. Traditionell stehen Leonhardskirchen auch meist in der Nähe von Grenzübergängen, denn der Heilige ist nicht nur Schutzpatron der Bauern und des lieben Viehs, sondern er kümmert sich auch um Reisende und ist zudem ein sogenannter regional verehrter Nothelfer. Das heißt im Klartext, dass er offiziell nicht auf der Liste der berühmten Vierzehn steht, sondern nur in manchen ländlichen Gebieten als Nothelfer angerufen wird. Auch für seine Fürsprache für Gefangene ist er bekannt; eines seiner Attribute ist die Eisenkette. Doch kommen wir zu Leonhards Aufgaben gegenüber dem Weiblichen. Frauen, die schwanger werden wollten und sich eine Geburt ohne Komplikationen oder ein leichtes Wochenbett wünschten, legten in den Leonhardskirchen dem Heiligen aus Eisen geformte Kröten als Opfergaben zu Füßen. Kröten symbolisierten übrigens nachweislich schon in frühen Zeiten die Gebärmutter der Frau. Wie viele andere »heidnische« Bräuche auch, wurden diese Eisenkröten einst übernommen und in die christliche Heiligenverehrung integriert. Heutzutage ist dieser Brauch allerdings so gut wie vergessen. Votivgaben, so werden solch symbolische Opfergaben oder auch Dankesbezeigungen traditionell genannt, aller Art sieht man aber trotzdem noch an vielen großen Wallfahrtsorten vor den Altären oder in den Kreuzgängen.

Valentin (14. Februar)

Sie ahnen es sicher: Jetzt wird es romantisch! Endlich kommen wir Frauen voll auf unsere Kosten: Valentinstag! Es existieren zwar hartnäckige Gerüchte, dass dieser Tag der Liebenden eine Erfindung gerissener Geschäftsleute ist, um uns Geld für Blumen, Parfums und Pralinen aus der Tasche zu ziehen, doch dem kann entschieden widersprochen werden. Den romantischen Kult um den Kirchentag des heiligen Valentin gibt es schon seit dem frühen Mittelalter. Bereits im 5. Jahrhundert feierten die Menschen den Valentinstag am 14. Februar mit kleinen Geschenken für ihre Herzallerliebsten. Es geht sogar die Legende, dass Valentin, im 3. Jahrhundert Bischof im italienischen Terni, einst junge, verliebte Paare mit Blumensträußen aus seinem Garten beschenkte.

Leider endete das Leben des heiligen Valentin tragisch. Nach einer Wunderheilung, die ihm zugesprochen wird – er heilte ein schwer krankes, verkrüppeltes Kind –, wurde er im Jahre 273 verhaftet und anschließend enthauptet. Heute kümmert sich Valentin vom Himmel aus unter anderem um alle Verliebten und um Verlobte. Bei Hochzeiten achtet er darauf, dass alles reibungslos abläuft, und nebenher hat er auch noch ein wachsames Auge auf unsere Jugend.

Vitus (Veit) (15. Juni)

Kommen wir nun zum jüngsten unserer bereits mehrfach erwähnten Nothelfer, auch wenn in himmlischen Gefilden die Zeit wohl eine andere Rolle spielt als bei uns Menschen hier auf Erden. Nichtsdestotrotz geht die Legende, dass Vitus bereits im zarten Alter von sieben Jahren nach fürchterlichen Folterqualen zu seinem Herrgott in den Himmel aufstieg. Unser frühreifer Bub lernte vermutlich durch seine Amme Crescentia den christlichen Glauben kennen und lieben. Doch der schreckliche Kaiser Diokletian machte im Zuge seiner geradezu von Besessenheit geprägten Christenverfolgung auch vor Kindern nicht halt. So wurde der kleine Vitus wohl um das Jahr 304 gemeinsam mit Crescentia und seinem christlichen Lehrer inhaftiert und auf das Grausamste gefoltert. So steckte man sie zum Beispiel in einen Kessel mit siedend heißem Öl, doch wie durch ein Wunder überlebten die drei vorerst unverletzt. Später trug ein Engel Vitus und seine Freunde an einen Ort namens Luciana, an dem sie schon früher zusammen gelebt hatten, und dort starb der tapfere kleine Junge dann in Frieden.

Vitus' ungewöhnliches Patronat, nämlich das Bettnässen, hat seinen Ursprung in einem Missverständnis. Auf vielen alten Heiligenbildern wird der junge Heilige mit einem kleinen Kessel dargestellt, um an sein Martyrium im heißen Öl zu erinnern. Im Laufe der Jahrhunderte wurde dieses Gefäß zum Nachttopf umgedeutet und bis heute wird Vitus von Betroffenen aus aller Herren Länder angerufen. Auch Mütter, deren Kinder ihres Erachtens allzu lange brauchen, um den Windeln zu entwachsen, bitten den Heiligen in dieser Angelegenheit um Hilfe. Doch Vitus achtet nicht nur darauf, dass nachts das Bettzeug trocken bleibt, er hat auch ein wachsames Auge auf all diejenigen, die sich der Keuschheit verschrieben haben – was zugegebenermaßen heutzutage nicht mehr allzu viele sind. Daneben steht er unfruchtbaren Paaren zur Seite und arbeitet fleißig eine ganze Liste von Patronaten ab, die unter anderem von Nervenkrankheiten – man denke nur an den berühmten »Veitstanz« – über verschiedene Haustiere und etliche Berufsstände bis hin zum Wetter und gut gedeihenden Feldfrüchten reicht.

Rituale und Zaubereien

Der Grat zwischen Heiligem und Magischem ist manchmal hauchdünn und oft wirkt beides ineinander. So wird zum Beispiel noch heute auf dem Land traditionell an den drei sogenannten »Rauchabenden« geräuchert, um Unheil bringende Kräfte, Geister und Hexen von Haus und Hof fernzuhalten. An Heiligabend, Silvester und in der Nacht vor Heiligdreikönig werden Haus und Stall von oben bis unten ausgeräuchert und mit Weihwasser besprengt. Dabei werden Schränke und Truhen weit geöffnet, damit Rauch und Wasser gut einwirken können. Einem alten Brauch nach werden nur getrocknete Kräuter aus dem Kräuterbuschen in einer Eisenpfanne, angefüllt mit glühender Holzkohle, verräuchert. In früheren Zeiten galten die drei Rauchabende auch als wichtige christliche Fastentage, an denen man in sich ging und kaum etwas zu sich nahm. Und gleichzeitig fielen diese Tage in die wilde Zeit der Raunächte (24. Dezember bis 6. Januar), eine Zeit, in der die Percht, der übrigens mit der Hauptfigur im Märchen Frau Holle ein überregionales Denkmal gesetzt wurde, mit ihrem Gefolge aus der Unterwelt die Welt unsicher machte und

Dämonen und Hexen ums Haus schlichen, um der Menschen habhaft zu werden.

Überhaupt waren gerade Hexen auf dem Land früher weitverbreitet. Noch heute findet man auf den Almen Senner und Sennerinnen, die ab und zu kräftig in die Nüstern ihrer Rindviecher blasen, um die berühmt-berüchtigte Stallhexe aus den massigen Tierleibern zu vertreiben. Diese werte Dame ist nämlich verantwortlich dafür, wenn die Milch sauer aus dem Euter fließt oder ihr gar Blut beigemischt ist. Überhaupt bringt so eine Stallhexe nur Verdruss. Die Viecher werden unruhig, Kälber bekommen Durchfall und der Milchfluss kommt ins Stocken.

Ihre nahe Verwandte, die Wetterhexe, ist auch nicht recht viel beliebter. Ihr Spezialgebiet ist – wie der Name bereits verrät – das Wetter und dadurch zwangsläufig die Ernte der Bauern. So eine ausgewachsene Wetterhexe kann einem die gesamte Ernte schlichtweg verhageln lassen. Sie lässt – Achtung Autofahrer! – zu den ungünstigsten Augenblicken Nebel aufsteigen, und macht sich einen Spaß daraus, es im Juni auch mal kräftig schneien zu lassen.

Doch ganz besonders gefährlich ist die Drud – oder Trud –, eine ganz heimtückische Verwandte der Hexe, die sich nachts in die Schlafzimmer schleicht und sich als Albdruck auf die Brustkörbe der Menschen legt. Besonders auf kleine Kinder und auf Wöchnerinnen hat sie es abgesehen. Früher legte man den Frauen im Kindbett manchmal mit Gebeten bestickte Stoffbahnen unter die Laken, die in ihrer Länge dem Körpermaß des Heilands entsprachen. Mit einer traditionellen Länge des Stoffes von ca. 1,52 Meter war unser Herr Jesus Christus wohl ein ziemlich kleiner Mann. Diese Stoffbahnen hielten, einem uralten Glauben nach, böse Geister und besonders die heimtückische Drud von Mutter und Kind fern. Befestigte man noch zusätzlich über dem Türstock einen aus Zweigen – am besten Haselnuss – gebastelten Druidenstern, dann hatte die Alte eh keine Chance mehr, den Schlaf der Unschuldigen zu stören.

Heutzutage ist die bestickte Jesus-Stoffbahn total aus der Mode gekommen; und die Drud traut sich angeblich auch nur noch selten in die Wohngebiete der Neuzeit. Falls sie sich aber einmal doch in Ihr Schlafzimmer wagen sollte, dann gibt es folgenden simplen Trick, um sie wieder loszuwerden: Laden Sie die alte Hexe auf einen Teller Suppe ein! Allerdings mit der Vorgabe, dass sie dafür noch einmal wiederkommen muss. Nun, Druden finden es aber nachgewiesen richtig doof, von einem Menschen eingeladen zu werden; also wird sie schleunigst Reißaus nehmen und bis zum Sanktnimmerleinstag garantiert nicht mehr wieder auf der Matte stehen.

Bestimmung des Geschlechts eines ungeborenen Kindes

Beginnen wir nun stellvertretend mit einem von vielen Ritualen, die dazu gedacht sind, das Geschlecht des Ungeborenen im Voraus zu bestimmen. Um herauszufinden, ob ein Sohn oder eine Tochter das Licht der Welt erblicken wird, geht frau heutzutage freilich zu ihrem Gynäkologen, der dann per Ultraschall genau hinsieht, ob sich etwas Verräterisches zwischen den Beinchen zeigt. Trotzdem haben diese alten Rituale einen ganz besonderen Charme und es wäre schade, wenn sie ihren angestammten Platz im überlieferten Brauchtumsschatz zugunsten von Hightech und moderner Wissenschaft verlieren würden. Folgendes Ritual ist vermutlich jahrtausendealt und wurde angeblich sogar wissenschaftlich bestätigt: Man gebe je eine Handvoll Gerstenkörner und die gleiche Menge an Weizenkörnern in getrennte Schalen und übergieße sie mit dem Urin der schwangeren Frau. Keimt die Gerste schneller als der Weizen, so wird ein Mädchen geboren werden. Umgekehrt aber, wenn also der Weizen zuerst keimt, dann wird ein Bub das Licht der Welt erblicken.

Geburtserleichterung

Um eine Geburt voranzutreiben, gab es früher viele einfache Tricks und Rituale. Einige Hebammen ließen zum Beispiel zwei Eier in gewöhnlichem Wasser sieden und flößten der Gebärenden in regelmäßigen Abständen immer wieder einen Löffel voll von dem Kochwasser ein, um das Kind schneller auf die Welt zu bringen. Dem Ursprung dieses Rituals liegt eine uralte Verehrung des Eis als Fruchtbarkeitssymbol zugrunde. Zudem hatten Eier ja quasi schon eine Geburt hinter sich – raus aus der Henne, hinein ins Nest – und eine zweite noch vor sich. Diese Kraft der sogenannten »zweiten Geburt«, die im Ei schlummert und die ja ein kleines Hühnchen zutage bringen würde, nutzte die Hebamme für die Geburt des Menschenkindes. Das Ei gibt seine Kraft während des Kochvorgangs an das Wasser ab und dieses Wasser stärkt die werdende Mutter.

Es nimmt nicht wunder, dass in den vergangenen Jahrhunderten nicht wenige Männer Angst vor Hebammen und heilwissenden Frauen hatten – was oft miteinander einherging. Hantierten diese doch nicht selten mit den außergewöhnlichsten Mitteln und Zutaten, um einer Frau beispielsweise zu einer leichten Geburt zu verhelfen. Die schrecklichen Folgen dieser Angst und der Unwissenheit kennen wir aus den Geschichtsbüchern: Verfolgung, Folter und Verbrennung auf dem Scheiterhaufen.

So manche alte Hebamme hatte zum Beispiel, wenn sie auf einen Hof kam, auf dem »die Zeit gekommen war«, die abgestreifte Haut einer Schlange mit sich im Gepäck. Ging es dann nur zäh und langsam mit der Geburt voran und plagte sich die Gebärende über viele Stunden oder gar Tage, dann band sie die Schlangenhaut auf den Nabel der Frau. Meist brauchte es dann nur noch ein paar letzte, heftige Presswehen und das Kind war da.

Neben einem großen Repertoire an Kräutern, Pflanzen und anderen wirksamen Heilmitteln schätzte man früher auch schon die große Kraft der Heilsteine. Trug beispielsweise frau die gesamte Schwangerschaft über einen Malachit über dem Bauchnabel befestigt – am besten mit einer Binde über den Bauch gebunden –, so konnte sie sicher sein, dass sich ihr Kind im Bauch gut und kräftig entwickeln würde. Hatte sie dann das Gefühl, dass ihre Zeit gekommen sei, nahm sie den Stein ab, berührte damit ihr rechtes Knie und band ihn abermals fest. Diesmal allerdings ans rechte Bein. So konnte dem Glauben nach das Kind dem Stein rasch in die Welt hinaus folgen.

Und nun noch ein letztes »Wehenritual«, das angeblich dem Muttermund der Gebärenden hilft, sich schneller zu öffnen. Bereits im Mittelalter brachten Landhebammen zu den Geburten oft die Rose von Jericho mit, eine eher unansehnliche getrocknete Pflanze aus Palästina, die ihre ganze Pracht und eigenwillige Schönheit auch noch nach Jahrzehnten im Wasser neu entfalten kann. Setzten also bei der Gebärenden nun die Wehen ein, legte die Hebamme ihre mitgebrachte Rose in ein Gefäß mit Wasser. So schnell wie sich die Blume nun im Wasser öffnete, sollten sich auch die Gebärwege der Frau öffnen.

Nachgeburt

Als vor nunmehr 18 Jahren die kleine Tochter einer Freundin von mir auf dem heimischen Bauernhof das Licht der Welt erblickte, kam ich zum ersten Mal mit einem uralten Brauch in Berührung, auf den ich nun im Rahmen meiner Recherchen für dieses Buch erneut gestoßen bin. Als ich das Neugeborene erstmals besuchen kam, und zwar exakt 40 Tage nach der Geburt – auch das ein Brauch, der bei vielen längst in Vergessenheit geraten ist –, zeigte mir die Freundin nicht nur voller Stolz ihr süßes Baby, sondern auch die eindrucksvolle Plazenta, die zwischen Tiefkühlpizzas, Vanilleeis und Schmorbraten fein säuberlich in Frischhaltefolie verpackt in der Kühltruhe auf ihre weitere Bestimmung wartete. Später wurde sie dann, verbunden mit guten Wünschen und Gebeten für das kleine Mädchen, an einem schönen Ort im Garten vergraben. Die Stelle markiert heute ein Walnussbaum, der, dem keltischen Baumhoroskop nach, für den Geburtstag der mittlerweile jungen Frau steht.

In früheren Zeiten wurde über der Nachgeburt im bäuerlichen Garten traditionell ein simpler Apfelbaum gesetzt – oft beschränkte man sich allerdings auf das einfache Vergraben des Mutterkuchens. Den Apfelbaum kannten übrigens auch schon die Menschen des Altertums als magischen Baum, der bei vielen Ritualen unter freiem Himmel die Achse der Erde symbolisierte und der so das Irdische mit dem Göttlichen verband.

Bevor Plazenta und Nabelschnur nun in die Erde gegeben wurden, hüllte die Hebamme sie in ein sauberes weißes Tuch und legte beides 24 Stunden lang unter das Bett der Wöchnerin. Dann wurde der Herd in der Küche eingeschürt, das Tuch verbrannt und der Rest im Garten vergraben.

Zudem besuchten Mutter und Hebamme traditionell am ersten Sonntag nach der Geburt gemeinsam den Gottesdienst, um für den neuen Erdenbürger zu beten und ihre Verbundenheit durch die gemeinsam erlebte Geburt auf einer geistigen und spirituellen Ebene nochmals zu bekräftigen. Leider galt die Geburt früher auf dem Land – und nicht nur dort! – oft als unrein und die junge Mutter wurde durch den ersten Gottesdienst nach der Niederkunft quasi auch symbolisch reingewaschen.

Vermeiden von Behinderungen oder schweren Krankheiten

Vom nächsten Brauch erfahre ich nur zufällig, als ich mit der Bäuerin Maria Schwammerl suchen gehe: Sanfter Regen prasselt auf das noch grüne Blätterdach des Waldes. Es ist Ende August und hier und da zeigen sich schon erste gelbe Verfärbungen in den Bäumen. Ich bin mit Maria, einer Einheimischen aus dem Ort drunten im Tal, in den Schwammerln. Sie kennt sich hier in den Bergen aus wie in ihrer Schürzentasche und ist eine passionierte Pilzsammlerin. Eigentlich wollte ich mich mit ihr treffen, damit sie mir heilkräftige Kräuter und Früchte zeigt, denn die Kunde von ihrem großen Wissen um die Natur ist bis zu mir nach München gedrungen. Doch daraus wird heute wohl nichts, denn Maria hat das Jagdfieber gepackt. Unsere mitgebrachten Leinensackerl füllen sich zunehmend mit Steinpilzen, Reherln und Semmelstopperln, die wir später in ihrer gemütlichen Kuchl in eine köstliche Schwammerlsuppe verwandeln werden. Doch davon weiß ich im Moment noch nichts. Ich folge Marias leicht gebeugter Gestalt durch den Regen und über glitschige Wurzeln hinweg immer tiefer in den Wald hinein und lasse mich von ihrer Freude anstecken. Doch plötzlich hält sie ruckartig inne und dreht sich mit leuchtenden Augen zu mir um. Vor meinem inneren Auge entsteht sofort das Bild eines kiloschweren Steinpilzes, eines Sensationsfundes, der morgen im Regionalblatt mit unser beider Konterfeis auf der ersten Seite stehen wird, doch ich kann überhaupt nichts erkennen. Kein Riesenschwammerl weit und breit.

»Mei, do bin ja scho lang nimmer g'wesen!«, keucht die Maria und deutet auf eine regennasse Baumwurzel, die sich anmutig und wie ein perfekter Torbogen über dem weichen Waldboden wölbt. So erfahre ich, dass sich Maria nicht nur in Sachen Heilpflanzen wunderbar auskennt, sondern auch um magische Kraftplätze rund um ihren Heimatort weiß. Früher, so erzählt sie mir, suchten die frischgebackenen Mütter nach dem Wochenbett mit ihren Neugeborenen eben jene Plätze mit »Luftwurzeln« auf, um ihre Säuglinge durch diese natürlichen Torbögen zu schieben. Ihre Mutter hatte der jungen Maria nach der Geburt des ersten Kindes genau diesen Platz im Wald gezeigt, auf dem wir jetzt im stärker werdenden Regen stehen. Dreimal zog sie damals ihre kleine Tochter unter der schönen Wurzel durch, um das Kind vor Krankheit und Behinderung zu schützen, begleitet von einfachen Gebeten und Wünschen. »Lieber Herrgott im Himmel, schütze mein Kind vor Krankheit und Siechtum.«

Noch vier Mal ist unsere Maria zu diesem Platz gekommen, um ihre Kinder vor Unheil zu bewahren. Heute sind sie längst alle erwachsen und erfreuen sich bester Gesundheit. Das Wissen um diesen Kraftort hat sie dennoch nicht an ihre Söhne und Töchter weitergegeben. »Do glaubt doch heit koana mehr dro!«, sagt sie und streckt seufzend ihren müden Rücken. Uns beiden wird es allmählich zu kalt und zu nass und so treten wir den Heimweg an. Die Schwammerlsuppe wartet schon.

Beenden des Milchflusses nach der Stillzeit

Ein alter Hebammentrick, um die Milch rasch zum Versiegen zu bringen und die Brüste vom Schmerz zu befreien, ist folgendes Ritual: Einfach einen Kamm aus Horn zwischen die Brüste klemmen, aber nur so lange, bis die schmerzhaften Stiche abgeklungen sind. Behält frau nämlich den Kamm über diesen Zeitraum hinaus am Busen, dann ist ein Schrumpfen desselben zu befürchten, d. h. nicht nur die Milch verschwindet, auch das Fettgewebe in den Brüsten verabschiedet sich auf Nimmerwiedersehen.

Abwehrzauber und Liebesbeschwörungen

Die Herkunft unseres ersten Liebesrituals – genauer gesagt ist es ein Abwehrzauber – verliert sich im Dunkeln der Geschichte. Ausgegraben, oder sagen wir besser recherchiert, wurde es von einem gewissen Albertus Magnus, dessen Buch der Geheimnisse in der Mitte des 19. Jahrhunderts wohl ein Bestseller gewesen ist. Geliehen hat mir dieses außergewöhnliche Buch eine resolute Bäuerin aus meiner Heimat, dem Tegernseer Tal. Sie benutzt es heute noch, um ihrer Krankheiten und Zipperlein Herr zu werden. Sei es mithilfe der darin beschriebenen Kräuter, Tees oder Salben oder mit dem einen oder anderen magischen Ritual, das sie oft noch zusätzlich per Bleistifteintragung mit ihren eigenen Erfahrungen ergänzt. Viele Rezepte in diesem Buch entstammen den stockfleckigen Seiten des Albertus Magnus – tapfer erprobt und an den Rändern eng beschrieben von der alten »Moosnerin«, die manche von Ihnen vielleicht noch aus meinem Buch *Das Heilwissen der Bauern* kennen.

Doch zurück zum eigentlichen Abwehrzauber, bei dem es – wie sollte es auch anders sein! – um die Liebe geht. Sollten Sie einmal in die missliche Lage kommen, sich zu einem Menschen hingezogen zu fühlen, ohne dass Sie das eigentlich wollen, oder in den Worten des alten Albertus Magnus ausgedrückt: »Wenn sich jemand wider seinen Willen an eine Person des anderen Geschlechts mit Liebe gefesselt sieht«, dann kaufen Sie sich erst mal ein Paar neue Schuhe. Na also, da haben wir es endlich schwarz auf weiß: Shopping beruhigt die Nerven!

Diese neuen Schuhe sind das Hauptutensil für unseren Gegenzauber. Im zweiten Schritt ziehen Sie sich nun eben diese Schuhe an und beginnen rasch damit zu gehen, und zwar so schnell, dass Ihre Füße zu schwitzen beginnen. Nun ziehen Sie den rechten Schuh aus und gießen etwas Bier oder Wein hinein – ganz nach Gusto. Jetzt bloß keine Ekelgefühle aufkommen lassen und runter mit dem Zeug! Ja, richtig, Sie müssen diesen herrlichen Cocktail aus Schweiß und Alkohol trinken, sonst wirkt der ganze Hokuspokus nicht. Von Stund' an sind Sie von ungesundem Liebeswahn aller Art geheilt – versprochen!

Es existieren freilich auch Zaubereien und Beschwörungsformeln, um großes Liebesglück wahr werden zu lassen. Als recht einfaches Mittel hat sich in dieser Hinsicht beispielsweise der Baldrian entpuppt. Um das Herz Ihres Auserwählten zu gewinnen, legen Sie sich einfach ein Stückchen Baldrianwurzel in den Mund – am besten unter die Zunge, damit er nichts merkt –, dann küssen Sie ihn. Wie Sie das anstellen, bleibt ganz Ihnen überlassen. Baldrian galt in früheren Zeiten als hochwirksames Liebesmittel und wurde oft als »Hexenkraut« bezeichnet.

Eine ganz andere Gabe wurde dagegen früher dem Dill zugesprochen. Seine Samen bewahrten die Braut nach der Hochzeit davor, sich dem Willen ihres Angetrauten unterwerfen zu müssen. Trug sie also heimlich während der Trauungszeremonie eine Mischung aus Dill- und Senfsamen in ihrem Kleid versteckt und murmelte sie dabei leise: »Ich habe Senf und Dill. Mann, wenn ich rede, schweig du still«, dann war klar, wer in der Ehe die Hosen anhaben würde. Heutzutage ist diese Beschwörungsformel vollkommen aus der Mode gekommen, auch wenn in den – vermutlich wenigen – männlichen Lesern dieses Buches nun siedend heiß der Verdacht aufkeimen mag, dass die eine oder andere Ehefrau von diesem Ritual vielleicht einst gewusst hat.

Der Übergang vom jungen Mädchen zur erwachsenen Frau

Noch heute praktizieren manche Mütter mit ihren Töchtern, wenn diese erstmals menstruieren, kleine sogenannte Übergangsrituale, meist in Form von Geschenken, die diese besondere Zeit ehren und hervorheben sollen. Eines haben diese Geschenke allerdings gemeinsam: Sie sind allesamt rot! Auf dem Land, bzw. auf den einfachen Höfen, waren es früher oftmals schlichte, rot gefärbte Eier. Heutzutage sind es meist rote Tücher oder manchmal sogar ein rotes Kleid, die von der Mutter überreicht werden, auch wenn man ehrlicherweise sagen muss, dass dieser schöne Brauch nur noch relativ selten praktiziert wird. Symbolisch soll das junge Mädchen jedenfalls das unschuldige Weiß der Kindheit ablegen, um fortan die Farbe Rot zu tragen, die auf ihr neu erwachtes Frausein hinweist.

Auf dem Land kennen vor allem die Bauern ein Kraut, das eigentlich als Futterzugabe für das Milchvieh verwendet wird und landläufig auf den Namen Wiesengeißbart hört. Der hübsche »Zweitname« Mädesüß kann aber auch noch auf einen anderen Verwendungszweck hinweisen. Räucherkundige Frauen – und natürlich auch Männer! – wissen nämlich um die energetische Wirkung der getrockneten Blüten dieser Pflanze, wenn diese verräuchert werden. Der Rauch des Mädesüß – genau wie der des Holunders; hier werden ebenfalls die Blüten verräuchert – wirkt klärend und unterstützend bei Neuanfängen und bei wichtigen Übergängen im Laufe des Lebens, wozu auch der Übertritt vom Kind- zum Frausein gehört. Das Mädesüß ist übrigens ein klassisches Sommersonnwendkraut und sollte deswegen auch um diese Zeit herum geerntet werden, bevorzugt bei Vollmond.

Wenn's im Bett nicht so recht klappen will

Nach getanem Tagwerk oder auch nach langen Jahren des Zusammenseins kann es schon mal zu einer – hoffentlich vorübergehenden – Flaute im Schlafzimmer kommen. Doch keine Sorge, auch dagegen ist ein Kraut, oder sagen wir besser ein Strauch, gewachsen: die gute alte Haselnuss, seit Urzeiten ein Symbol der Fruchtbarkeit und der Lebendigkeit. Also einfach über dem gemeinsamen Bett eine frische Haselrute anbringen und dann klappt es wieder mit dem Liebesspiel.

Zusätzlich kann frau im Schlafgemach sinnliche Kräutermischungen verräuchern, um ihren Liebsten mit Wohlgeruch zu betören. Bewährt hat sich da ein Gemisch, das übrigens schon die alten Ägypterinnen verwendeten, um nicht nur die Nasen des männlichen Geschlechts zu reizen. Sie verwendeten täglich eine Räuchermischung, die sich zu gleichen Teilen aus Weihrauch, Zimt und Sandelholz zusammensetzte.

Doch nicht nur Gewürze aus fernen Ländern lassen sich zur Steigerung von Lust und Sinnlichkeit verräuchern. Auch heimische Pflanzen entfalten, wenn sie in wohlriechenden Rauch aufgehen, ungeahnte Kräfte. Getrocknete Rosenblätter und die Samen und Blüten des Bilsenkrauts, genau wie Mariengras oder der würzig duftende Rosmarin lassen sich wunderbar für sogenannte »Liebesräucherungen« verwenden.

Wenn ∂er Nachwuchs auf sich warten lässt

Für Paare, die sich sehnlich Nachwuchs wünschen, hat die Haselnuss, deren magische Fähigkeiten in Sachen Liebes-flaute Sie eben im vorangegangenen Text kennengelernt haben, auch noch den angenehmen Nebeneffekt, dass sie die Fruchtbarkeit steigert. Übrigens genau wie die Birke, von der Sie ebenfalls frische Zweige über Ihrer Bettstatt anbringen können, wenn es mit dem Nachwuchs nicht so recht klappen will.

Verlorene Manneskraft

Zur Liebe – und zum Sex – gehören bekanntlich immer zwei, deshalb habe ich Ihnen nun im Folgenden ein paar zugegebenermaßen recht skurrile Rituale zusammenge-stellt, die Sie Ihrem Ehemann oder Lebenspartner anbie-ten können, wenn seine Manneskraft mal etwas schwächelt und gar nachzulassen droht.

Der erste Tipp führt direkt in ein Fischgeschäft, außer Ihr Lebenspartner ist stolzer Besitzer eines Angelscheins samt Ruderboot und Angelrute und was man sonst noch alles so benötigt, um sich einen kapitalen Hecht selbst zu fan-gen. Den braucht es nämlich für folgendes Ritual: Sie, der Mann, besorgen sich also einen – wohlgemerkt toten! – Hecht. Diesen tragen Sie nun an ein fließendes Wasser. Mein Tipp: Suchen Sie sich eine geschützte, nicht einseh-bare Stelle, denn was nun kommt, ist nicht für die Augen der Allgemeinheit bestimmt. Jetzt heißt es nämlich: »Ho-sen runter, meine Herren!« Spreizen Sie mit einer Hand das Maul des Hechts weit auf und urinieren (!) Sie dann, so gut es eben geht, in hohem Bogen in dasselbige. Anschließend überlassen Sie den Fisch seinem ursprünglichen Element, dem Wasser, schließen Ihre Hose und wandern langsam fluss- oder bachaufwärts, ohne sich noch einmal umzudrehen.

Nicht minder eigenartig, aber laut Albertus Magnus – ihn haben wir auf den vorangegangenen Seiten bereits kennengelernt – ebenso wirksam ist folgendes Ritual, bei dem erneut Ihr Urin – also der des Mannes! – eine bedeutsame Rolle spielt. Diesmal können Sie aber in Ihren eigenen vier Wänden Ihr kleines Geschäft erledigen, hinaus in die Natur geht es erst später. Zunächst besorgen Sie sich bitte ein frisches Ei. Schauen Sie doch mal im Kühlschrank nach, Ihre Frau hat sicher ein paar auf Vorrat. Albertus Magnus empfiehlt allerdings ein frisch gelegtes Ei, das noch warm vom Körper der Henne ist. Von einer Bäuerin wurde mir aber glaubhaft beschieden, dass es zur Not auch ein nicht mehr ganz so frisches Ei tut, das man so lange außerhalb des Kühlschranks legen sollte, bis es sich auf Zimmertemperatur erwärmt hat. Nun legen Sie das Ei in einen Topf und urinieren drüber. Ja, richtig gelesen, in den Topf damit und auf das Ei pinkeln. Es kann sein, dass Ihre Frau etwas dagegen hat, wenn Sie in einen der Töpfe Wasser lassen, die normalerweise zum Essenkochen verwendet werden. Aber vielleicht findet sich ja noch irgendwo ein alter, ausrangierter Topf. Fragen Sie nach. Sind nun Ei und Urin glücklich vereint, geben Sie den Topf auf den Herd und erhitzen Sie das Ganze, bis die Flüssigkeit auf die Hälfte reduziert ist. Nun geben Sie den übrig gebliebenen Urin in ein Gefäß, das Sie zu einem fließenden Gewässer tragen müssen – Bach oder Fluss, egal. Schütten Sie den Inhalt ins Wasser. Dieses war der erste Streich.

Zurück zu Hause öffnen Sie nun an einer einzigen Stelle – bevorzugterweise oben – die Schale des Eis, aber nur ganz wenig, sodass ein kleines Loch entsteht. Dann tragen Sie Ihr Ei in den Wald zu einem Ameisenhaufen. Ganz wichtig: Es müssen rote Ameisen sein! Nehmen Sie Garten- oder Gummihandschuhe mit, denn das Ei soll nun im Ameisenhaufen verscharrt werden, und die kleinen Tierchen pinkeln bekanntlich auch ganz gerne und das auch noch äußerst schmerzhaft. Dann stehen Sie auf und entfernen Sie sich vom Ort des Geschehens, ohne sich noch einmal umzudrehen. Sobald die Ameisen das Ei verzehrt haben, wird Ihre Manneskraft in alter Frische zurückkehren – versprochen!

Anhang

Danke

Dieses Buch ist der Mutter Erde gewidmet. Doch damit ist nicht unser wunderbarer blauer Planet gemeint, sondern ein kleiner Naturkostladen mit integriertem Mittagstisch im Herzen Münchens. Dazu müssen Sie wissen, dass ich nicht nur leidenschaftlich gerne Bücher schreibe, ich koche auch mit der gleichen Begeisterung und Liebe. Oft bin ich hin und her gerissen, was denn nun wirklich meine Berufung ist. Aber am schönsten ist es eigentlich, wenn ich beides verbinden kann; und manchmal kommt dabei sogar ein Kochbuch heraus *(Die echte bayerische Küche/Traditional Bavarian Cooking)*. So schwinge ich also regelmäßig in besagtem Laden den Kochlöffel, wo jeden Tag unter der Woche zur Mittagszeit verschiedene vegetarische Gerichte angeboten werden. Kochen hat für mich persönlich etwas zutiefst Befriedigendes, Kreatives und Lebendiges und das Versorgen anderer mit frisch zubereiteter, gesunder Nahrung symbolisiert zudem etwas sehr Mütterliches. Somit passt die Widmung doch super in ein Buch von, für und über Frauen. Mein Dank geht nicht nur an die Menschen, die mit mir zusammen in der Mutter Erde arbeiten, sondern auch an unsere Gäste, die mit so viel Freude unser Essen tagtäglich genießen.

Doch zurück zum Bücherschreiben, das mir, wie gesagt, nicht minder am Herzen liegt und mich auf eine ganz andere Weise erfüllt. Hinter dem Erfolg eines Buches stehen immer viele kreative Köpfe. Ich denke da besonders an Sabine Jaenicke, die nun schon seit Jahren als Lektorin meine Manuskripte mit Humor und Feingefühl in vorzeigbare Bücher verwandelt. Ihr und natürlich dem gesamten Verlagshaus danke ich aus vollem Herzen.

Aber nicht nur Verlagsleute waren am Entstehen dieses Buches maßgeblich beteiligt. Viele Menschen haben mir wertvolle Informationen geliefert, um die vorangegangenen Seiten mit Wissenswertem über ländliche Frauenheilkunde, über Rituale und Heilpflanzen und über Glaube und Aberglaube zu füllen. Bei allen befragten Bäuerinnen und Sennerinnen, die mir ihre Geschichten und Anekdoten erzählt und für mich ihre kostbaren Schatztruhen des seit Generationen überlieferten Wissens geöffnet haben, möchte ich mich herzlich bedanken! Viele von ihnen drückten mir zudem ihre handgeschriebenen und über Jahre gesammelten Rezepte in die Hand, die ich dann zu Hause bequem auswerten und in eine Form bringen konnte. Dafür ein herzliches Vergelt's Gott. An dieser Stelle sei besonders an Maria Seestaller erinnert, die im März 2008 gestorben ist.

Ein ganz spezielles Dankeschön möchte ich der Kräuterpädagogin und passionierten Almerin Margarita (Rita) Fesl aussprechen, mit der ich mich erstmals ein paar Tage vor ihrer Almzeit auf ihrem wunderschönen Hof traf und die mir viele wertvolle Tipps für dieses Buch lieferte. Im Sommer stieg ich dann zu ihr hinauf auf ihre idyllische Alm, um sie weiter mit Fragen zu löchern. Ihre stille und freundliche Art ging mir sehr zu Herzen.

Kennengelernt habe ich Rita durch meine Schwester Michaela, die nun ebenfalls seit einigen Jahren Sennerin in den Bergen ist und die mir immer wieder die Namen von interessanten Menschen verrät, die mir bei meinen Büchern weiterhelfen können. Zudem entstehen die meisten Bilder für meine Bücher nicht nur auf ihrem Almboden, sondern manchmal auch durch ihre Kameralinse. Misse, ich danke dir.

Andrea Kurz, Irmi Seethaler, Carolina Meissauer, Susanna Schaffry, Markus Berg und Alexander Gajic haben ebenfalls, jeder für sich und auf ganz unterschiedlichen Gebieten – sei es mit Ratschlägen, wertvollen Tipps oder ganz besonderen Fotos –, dazu beigetragen, dass dieses Buch das Licht der Welt erblicken konnte. Vielen Dank euch allen!

Zu guter Letzt verbeuge ich mich in Dankbarkeit vor meinen geistigen und seelischen Wegbegleitern, Lehrern und Freunden, die mir helfen, meinen Horizont zu erweitern, Klarheit zu entwickeln und mein Herz für alles, was da ist, zu öffnen.

Quellen

Albertus Magnus: Das Buch der Geheimnisse. Eine Sammlung von zweihundert und sechzig besonders magnetischer und sympathetischer Mittel wider Krankheiten, körperliche Mängel und Übel und zur Beförderung anderer nützlicher und wohltätiger Zwecke, o. Ortsangabe 1852

Bader, Marlies: Räuchern mit heimischen Kräutern, München 2003

Bichler, Albert: Wallfahrten in Bayern, Ein Führer zu 60 Gnadenstätten, München 1990

Bichler, Albert: Die vierzehn Nothelfer, Augsburg 1998

Schauber, Vera, Schindler, Hanns Michael (Hrsg.): Bildlexikon der Heiligen, München 1999

Klein, Dieter H. (Hrsg.): Das große Hausbuch der Heiligen, Berichte und Legenden, München 2000

Klein, Dieter H. (Hrsg.): Der Oberbaierische Fest-Täg- und Alte-Bräuch-Kalender, Stockdorf diverse Ausgaben

Fischer, Heide: Frauenheilpflanzen, München 2006

Grabrucker, Marianne: Vom Abenteuer der Geburt – Die letzten Landhebammen erzählen, Frankfurt am Main 1989

Hertzka, Dr. Gottfried: So heilt Gott – Die Medizin der hl. Hildegard von Bingen als neues Naturheilverfahren, Stein am Rhein 1973

Müller-Ebeling, Claudia, Rätsch, Christian, Storl, Wolf-Dieter (Hrsg.): Hexenmedizin, Aarau 1998

Hirsch, Siegrid, Grünberger, Felix: Die Kräuter in meinem Garten, Augsburg 2006

Hirsch, Siegrid, Grünberger, Felix: Klosterheilkunde: Praxis, Rezepte, Kultur, Köln o. J.

Kostenzer, Helene und Otto: Alte Bauernweisheit, Rosenheim o. J.

Künzle, Johannes: Chrut und Unchrut – Praktisches Heilkräuterbüchlein, Lindau 1915

Marosi, Sassa: Die Heilkunst der Frauen – Kräuter im Zyklus des Lebens, Wien 2006

Riedner, Erich: Heilpflanzen und ihre Anwendung, o. O./o. J.

Seethaler, Susanne: Das Heilwissen der Bauern – Überlieferte Rezepte, Rituale und Gebete, München 2007

Seethaler, Susanne: Altbayerische Klöster und ihre Legenden, München 2003

Seethaler, Susanne: Unsere bayerische Lebensart, München 2004

Weihofen, Dr. Jürgen, Gey-Kemper, Birgit: Gewürzkräuter – Gesundheit aus dem Klostergarten, Troisdorf 2000

Register

Geschichten von Angst und Verzweiflung – und grenzenlosem Mut

Bewegende Frauenschicksale

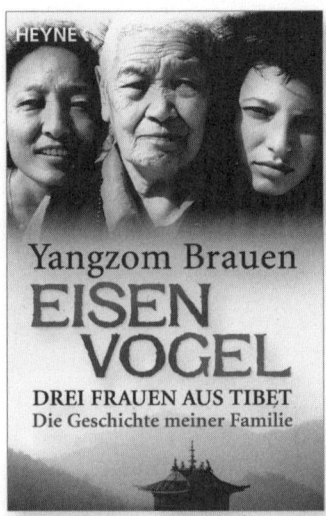

978-3-453-64526-4

Jacky Trevane
Fatwa – Vom eigenen Mann zum Tode verurteilt
978-3-453-64039-9

Zahna Muhsen
Verschleppt im Jemen
Die verzweifelte Suche nach meiner Schwester Nadja
978-3-453-64500-4

Zahna Muhsen
Noch einmal meine Mutter sehen
Vom eigenen Vater in die Sklaverei verkauft
978-3-453-86935-6

Rebiya Kadeer
Die Himmelsstürmerin
Chinas Staatsfeindin Nr. 1 erzählt aus ihrem Leben
978-3-453-64041-2

Yangzom Brauen
Eisenvogel
*Drei Frauen aus Tibet.
Die Geschichte meiner Familie*
978-3-453-64526-4